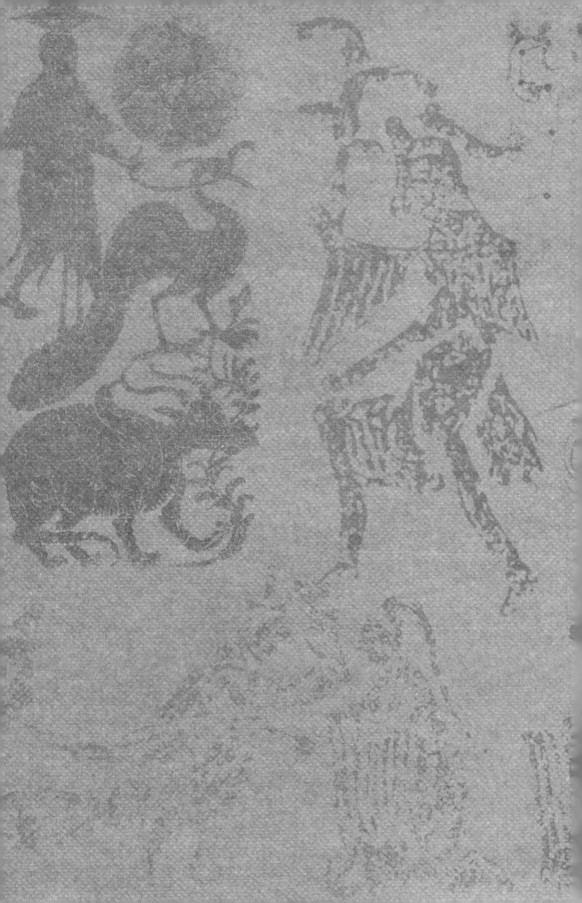

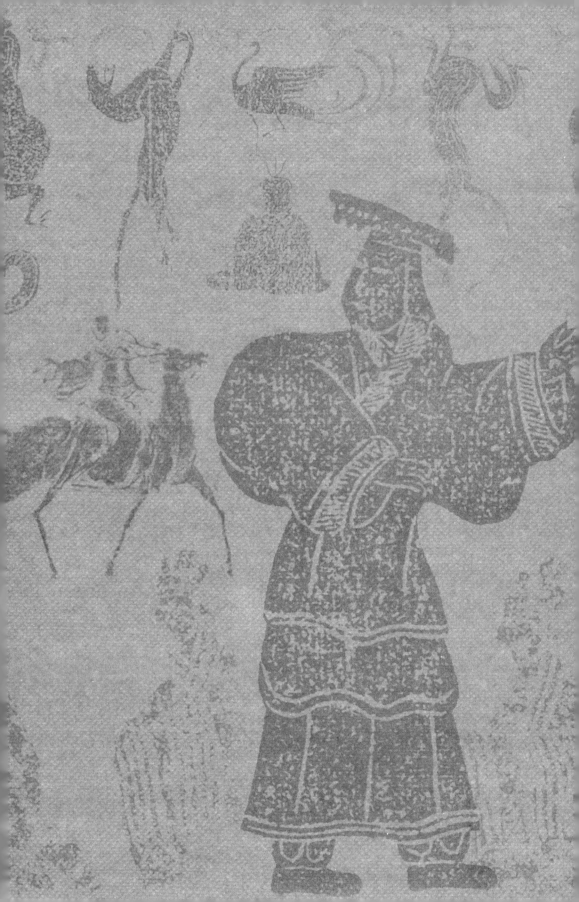

中国古医籍整理丛书

卫生家宝方

宋·朱端章　辑

杨雅西　平　静　于　鹰　李　进　校注

中国中医药出版社
·北　京·

图书在版编目（CIP）数据

卫生家宝方/（宋）朱端章辑；杨雅西等校注. —北京：中国
中医药出版社，2015.12
（中国古医籍整理丛书）
ISBN 978 - 7 - 5132 - 2965 - 4

Ⅰ.①卫…　Ⅱ.①朱…　②杨…　Ⅲ.①方书—中国—宋代
Ⅳ.①R289.344

中国版本图书馆 CIP 数据核字（2015）第 284988 号

中国中医药出版社出版
北京市朝阳区北三环东路 28 号易亨大厦 16 层
邮政编码　100013
传真　010 64405750
三河市鑫金马印装有限公司印刷
各地新华书店经销
＊
开本 710×1000　1/16　印张 20　字数 126 千字
2015 年 12 月第 1 版　2015 年 12 月第 1 次印刷
书　号　ISBN 978 - 7 - 5132 - 2965 - 4
＊
定价　55.00 元
网址　www.cptcm.com

国家中医药管理局
中医药古籍保护与利用能力建设项目
组织工作委员会

项目专家组

顾　问　马继兴　张灿玾　李经纬

组　长　余瀛鳌

成　员　李致忠　钱超尘　段逸山　严世芸　鲁兆麟
　　　　郑金生　林端宜　欧阳兵　高文柱　柳长华
　　　　王振国　王旭东　崔　蒙　严季澜　黄龙祥
　　　　陈勇毅　张志清

项目办公室（组织工作委员会办公室）

主　任　王振国　王思成

副主任　王振宇　刘群峰　陈榕虎　杨振宁　朱毓梅
　　　　刘更生　华中健

成　员　陈丽娜　邱　岳　王　庆　王　鹏　王春燕
　　　　郭瑞华　宋咏梅　周　扬　范　磊　张永泰
　　　　罗海鹰　王　爽　王　捷　贺晓路　熊智波

秘　书　张丰聪

前　言

　　中医药古籍是传承中华优秀文化的重要载体，也是中医学传承数千年的知识宝库，凝聚着中华民族特有的精神价值、思维方法、生命理论和医疗经验，不仅对于传承中医学术具有重要的历史价值，更是现代中医药科技创新和学术进步的源头和根基。保护和利用好中医药古籍，是弘扬中国优秀传统文化、传承中医学术的必由之路，事关中医药事业发展全局。

　　1949 年以来，在政府的大力支持和推动下，开展了系统的中医药古籍整理研究。1958 年，国务院科学规划委员会古籍整理出版规划小组在北京成立，负责指导全国的古籍整理出版工作。1982 年，国务院古籍整理出版规划小组召开全国古籍整理出版规划会议，制定了《古籍整理出版规划（1982—1990）》，卫生部先后下达了两批 200 余种中医古籍整理任务，掀起了中医古籍整理研究的新高潮，对中医文化与学术的弘扬、传承和发展，发挥了极其重要的作用，产生了不可估量的深远影响。

　　2007 年《国务院办公厅关于进一步加强古籍保护工作的意见》明确提出进一步加强古籍整理、出版和研究利用，以及

"保护为主、抢救第一、合理利用、加强管理"的方针。2009年《国务院关于扶持和促进中医药事业发展的若干意见》指出，要"开展中医药古籍普查登记，建立综合信息数据库和珍贵古籍名录，加强整理、出版、研究和利用"。《中医药创新发展规划纲要（2006—2020）》强调继承与创新并重，推动中医药传承与创新发展。

2003～2010年，国家财政多次立项支持中国中医科学院开展针对性中医药古籍抢救保护工作，在中国中医科学院图书馆设立全国唯一的行业古籍保护中心，影印抢救濒危珍本、孤本中医古籍1640余种；整理发布《中国中医古籍总目》；遴选351种孤本收入《中医古籍孤本大全》影印出版；开展了海外中医古籍目录调研和孤本回归工作，收集了11个国家和2个地区137个图书馆的240余种书目，基本摸清流失海外的中医古籍现状，确定国内失传的中医药古籍共有220种，复制出版海外所藏中医药古籍133种。2010年，国家财政部、国家中医药管理局设立"中医药古籍保护与利用能力建设项目"，资助整理400余种中医药古籍，并着眼于加强中医药古籍保护和研究机构建设，培养中医古籍整理研究的后备人才，全面提高中医药古籍保护与利用能力。

在此，国家中医药管理局成立了中医药古籍保护和利用专家组和项目办公室，专家组负责项目指导、咨询、质量把关，项目办公室负责实施过程的统筹协调。专家组成员对古籍整理研究具有丰富的经验，有的专家从事古籍整理研究长达70余年，深知中医药古籍整理研究的重要性、艰巨性与复杂性，履行职责认真务实。专家组从书目确定、版本选择、点校、注释等各方面，为项目实施提供了强有力的专业指导。老一辈专家的学术水平和智慧，是项目成功的重要保证。项目承担单位山东中医药大学、南京中医药大学、上海中医药大学、福建中医药大学、浙江省中医药研究院、陕西省中医药研究院、河南省中医药研究院、辽宁中医药大学、成都中医药大学及所在省市中医药管理部门精心组织，充分发挥区域间互补协作的优势，并得到承担项目出版工作的中国中医药出版社大力配合，全面推进中医药古籍保护与利用网络体系的构建和人才队伍建设，使一批有志于中医学术传承与古籍整理工作的人才凝聚在一起，研究队伍日益壮大，研究水平不断提高。

本着"抢救、保护、发掘、利用"的理念，该项目重点选择近60年未曾出版的重要古医籍，综合考虑所选古籍的保护价值、学术价值和实用价值。400余种中医药古籍涵盖了医经、基础理论、诊法、伤寒金匮、温病、本草、方书、内科、外科、女科、儿科、伤科、眼科、咽喉口齿、针灸推拿、养生、医案医话医论、医史、临证综合等门类，跨越唐、宋、金元、明以迄清末。全部古籍均按照项目办公室组织完成的行业标准《中医古籍整理规范》及《中医药古籍整理细则》进行整理校注，绝大多数中医药古籍是第一次校注出版，一批孤本、稿本、抄本更是首次整理面世。对一些重要学术问题的研究成果，则集中收录于各书的"校注说明"或"校注后记"中。

"既出书又出人"是本项目追求的目标。近年来，中医药古籍整理工作形势严峻，老一辈逐渐退出，新一代普遍存在整理研究古籍的经验不足、专业思想不坚定等问题，使中医古籍整理面临人才流失严重、青黄不接的局面。通过本项目实施，搭建平台，完善机制，培养队伍，提升能力，经过近5年的建设，锻炼了一批优秀人才，老中青三代齐聚一堂，有效地稳定了研究队伍，为中医药古籍整理工作的开展和中医文化与学术的传承提供必备的知识和人才储备。

本项目的实施与《中国古医籍整理丛书》的出版，对于加强中医药古籍文献研究队伍建设、建立古籍研究平台，提高古籍整理水平均具有积极的推动作用，对弘扬我国优秀传统文化，推进中医药继承创新，进一步发挥中医药服务民众的养生保健与防病治病作用将产生深远影响。

第九届、第十届全国人大常委会副委员长许嘉璐先生，国家卫生计生委副主任、国家中医药管理局局长、中华中医药学会会长王国强先生，我国著名医史文献专家、中国中医科学院马继兴先生在百忙之中为丛书作序，我们深表敬意和感谢。

由于参与校注整理工作的人员较多，水平不一，诸多方面尚未臻完善，希望专家、读者不吝赐教。

国家中医药管理局中医药古籍保护与利用能力建设项目办公室
二〇一四年十二月

许 序

"中医"之名立，迄今不逾百年，所以冠以"中"字者，以别于"洋"与"西"也。慎思之，明辨之，斯名之出，无奈耳，或亦时人不甘泯没而特标其犹在之举也。

前此，祖传医术（今世方称为"学"）绵延数千载，救民无数；华夏屡遭时疫，皆仰之以度困厄。中华民族之未如印第安遭染殖民者所携疾病而族灭者，中医之功也。

医兴则国兴，国强则医强。百年运衰，岂但国土肢解，五千年文明亦不得全，非遭泯灭，即蒙冤扭曲。西方医学以其捷便速效，始则为传教之利器，继则以"科学"之冕畅行于中华。中医虽为内外所夹击，斥之为蒙昧，为伪医，然四亿同胞衣食不保，得获西医之益者甚寡，中医犹为人民之所赖。虽然，中国医学日益陵替，乃不可免，势使之然也。呜呼！覆巢之下安有完卵？

嗣后，国家新生，中医旋即得以重振，与西医并举，探寻结合之路。今也，中华诸多文化，自民俗、礼仪、工艺、戏曲、历史、文学，以至伦理、信仰，皆渐复起，中国医学之兴乃属必然。

迄今中医犹为国家医疗系统之辅，城市尤甚。何哉？盖一则西医赖声、光、电技术而于20世纪发展极速，中医则难见其进。二则国人惊羡西医之"立竿见影"，遂以为其事事胜于中医。然西医已自觉将入绝境：其若干医法正负效应相若，甚或负远逾于正；研究医理者，渐知人乃一整体，心、身非如中世纪所认定为二对立物，且人体亦非宇宙之中心，仅为其一小单位，与宇宙万象万物息息相关。认识至此，其已向中国医学之理念"靠拢"矣，虽彼未必知中国医学何如也。唯其不知中国医理何如，纯由其实践而有所悟，益以证中国之认识人体不为伪，亦不为玄虚。然国人知此趋向者，几人？

国医欲再现宋明清高峰，成国中主流医学，则一须继承，一须创新。继承则必深研原典，激清汰浊，复吸纳西医及我藏、蒙、维、回、苗、彝诸民族医术之精华；创新之道，在于今之科技，既用其器，亦参照其道，反思己之医理，审问之，笃行之，深化之，普及之，于普及中认知人体及环境古今之异，以建成当代国医理论。欲达于斯境，或需百年欤？予恐西医既已醒悟，若加力吸收中医精粹，促中医西医深度结合，形成21世纪之新医学，届时"制高点"将在何方？国人于此转折之机，能不忧虑而奋力乎？

予所谓深研之原典，非指一二习见之书、千古权威之作；就医界整体言之，所传所承自应为医籍之全部。盖后世名医所著，乃其秉诸前人所述，总结终生行医用药经验所得，自当已成今世、后世之要籍。

盛世修典，信然。盖典籍得修，方可言传言承。虽前此50余载已启医籍整理、出版之役，惜旋即中辍。阅20载再兴整理、出版之潮，世所罕见之要籍千余部陆续问世，洋洋大观。

今复有"中医药古籍保护与利用能力建设"之工程，集九省市专家，历经五载，董理出版自唐迄清医籍，都400余种，凡中医之基础医理、伤寒、温病及各科诊治、医案医话、推拿本草，俱涵盖之。

噫！璐既知此，能不胜其悦乎？汇集刻印医籍，自古有之，然孰与今世之盛且精也！自今而后，中国医家及患者，得览斯典，当于前人益敬而畏之矣。中华民族之屡经灾难而益蕃，乃至未来之永续，端赖之也，自今以往岂可不后出转精乎？典籍既蜂出矣，余则有望于来者。

谨序。

第九届、十届全国人大常委会副委员长

许嘉璐

二〇一四年冬

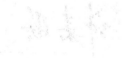

王 序

　　中医学是中华民族在长期生产生活实践中，在与疾病作斗争中逐步形成并不断丰富发展的医学科学，是中国古代科学的瑰宝，为中华民族的繁衍昌盛作出了巨大贡献，对世界文明进步产生了积极影响。时至今日，中医学作为我国医学的特色和重要医药卫生资源，与西医学相互补充、相互促进、协调发展，共同担负着维护和促进人民健康的任务，已成为我国医药卫生事业的重要特征和显著优势。

　　中医药古籍在存世的中华古籍中占有相当重要的比重，不仅是中医学术传承数千年最为重要的知识载体，也是中医为中华民族繁衍昌盛发挥重要作用的历史见证。中医药典籍不仅承载着中医的学术经验，而且蕴含着中华民族优秀的思想文化，凝聚着中华民族的聪明智慧，是祖先留给我们的宝贵物质财富和精神财富。加强对中医药古籍的保护与利用，既是中医学发展的需要，也是传承中华文化的迫切要求，更是历史赋予我们的责任。

　　2010 年，国家中医药管理局启动了中医药古籍保护与利用能力建设项目。这既是传承中医药的重要工程，也是弘扬优秀民族文化的重要举措，不仅能够全面推进中医药的有效继承和创新发展，为维护人民健康做出贡献，也能够彰显中华民族的璀璨文化，为实现中华民族伟大复兴的中国梦作出贡献。

相信这项工作一定能造福当今，嘉惠后世，福泽绵长。

国家卫生与计划生育委员会副主任

国家中医药管理局局长

中华中医药学会会长

王国强

二〇一四年十二月

马 序

　　新中国成立以来，党和国家高度重视中医药事业发展，重视古籍的保护、整理和研究工作。自 1958 年始，国务院先后成立了三届古籍整理出版规划小组，分别由齐燕铭、李一氓、匡亚明担任组长，主持制订了《整理和出版古籍十年规划（1962—1972）》《古籍整理出版规划（1982—1990）》《中国古籍整理出版十年规划和"八五"计划（1991—2000）》等，而第三次规划中医药古籍整理即纳入其中。1982 年 9 月，卫生部下发《1982—1990 年中医古籍整理出版规划》，1983 年 1 月，中医古籍整理出版办公室正式成立，保证了中医古籍整理出版规划的实施。2002 年 2 月，《国家古籍整理出版"十五"（2001—2005）重点规划》经新闻出版署和全国古籍整理出版规划领导小组批准，颁布实施。其后，又陆续制定了国家古籍整理出版"十一五"和"十二五"重点规划。国家财政多次立项支持中国中医科学院开展针对性中医药古籍抢救保护工作，文化部在中国中医科学院图书馆专门设立全国唯一的行业古籍保护中心，国家先后投入中医药古籍保护专项经费超过 3000 万元，影印抢救濒危珍、善、孤本中医古籍1640余种，开展了海外中医古籍目录调研和孤本回归工作。2010年，国家财政部、国家中医药管理局安排国家公共卫生专项资金，设立了"中医药古籍保护与利用能力建设项目"，这是继1982～1986年第一批、第二批重要中医药古籍整理之后的又一次大规模古籍整理工程，重点整理新中国成立后未曾出版的重要古籍，目标是形成并普及规范的通行本、传世本。

为保证项目的顺利实施，项目组特别成立了专家组，承担咨询和技术指导，以及古籍出版之前的审定工作。专家组中的许多成员虽逾古稀之年，但老骥伏枥，孜孜不倦，不仅对项目进行宏观指导和质量把关，更重要的是通过古籍整理，以老带新，言传身教，培养一批中医药古籍整理研究的后备人才，促进了中医药古籍保护和研究机构建设，全面提升了我国中医药古籍保护与利用能力。

作为项目组顾问之一，我深感中医药古籍保护、抢救与整理工作的重要性和紧迫性，也深知传承中医药古籍整理经验任重而道远。令人欣慰的是，在项目实施过程中，我看到了老中青三代的紧密衔接，看到了大家的坚持和努力，看到了年轻一代的成长。相信中医药古籍整理工作的将来会越来越好，中医药学的发展会越来越好。

欣喜之余，以是为序。

中国中医科学院研究员

马继兴

二〇一四年十二月

校注说明

　　《卫生家宝方》为南宋朱端章所辑的一部临床方书。端章，字、号及生卒年代不详，福建长乐人。朱氏通晓医药，喜好方书，尝谓："民之疫疠，则疾苦之大者，吾可勿问乎？"宋淳熙年间（1174～1189），朱氏曾任南康军（今属江西省九江市）郡守，任职期间，将其家传医方及手录单验方付诸僚属徐安国增补编次成《卫生家宝方》六卷，并于淳熙十一年（1184）刊行。该书选方多为经验之方，以简、便、廉、效为要，对于临床用方及研究宋代医药学的发展和成就，都具有很高的参考价值。

　　本书目前仅存日本丹波元简手抄本残卷一部（缺第一及第六卷），本次整理即以此为底本。底本残缺部分，依底本目录，据《普济方》及《永乐大典》中注明源自《卫生家宝方》之方剂及有关内容予以配补，并出校记说明。未能辑佚之方剂，据底本目录补列方目，不另出校记。

　　据本书内容，以宋·赵佶敕撰《圣济总录》（1962 年人民卫生出版社校点本），宋·陈师文等《太平惠民和剂局方》（文渊阁四库全书本），宋·许叔微《普济本事方》（中国医学大成本），宋·王衮《博济方》（文渊阁四库全书本），宋·洪遵《洪氏集验方》（清光绪元年乙亥本），宋·杨倓《杨氏家藏方》（1988 年人民卫生出版社校点本），明·朱橚《普济方》（文渊阁四库全书本），明·解缙等《永乐大典》（1960 年中华书局影印本），宋·陈直撰、明·邹铉增补《寿亲养老新书》（文渊阁四库全书本），清·汪昂《医方集解》（康熙二十一年三槐堂初刻本）进行他校。

具体校注原则如下：

1. 全书采用简体横排，对原书进行标点。

2. 底本的药方目录在卷首总目之后，所附汤方目录在汤方之前，今将总目、药方目录、汤方目录合为一个目录列于正文前。若底本目录与正文标题有出入时，在分析原书结构后，一般依据正文实际内容，调整目录，不出校记。如目录正确而正文标题有误，则据目录订正正文，并出校记说明。

3. 底本属日本抄本，书中文字极不规范，且夹杂日文中的当用汉字。此次整理，凡底本中的俗写字、异体字、古字、日文当用汉字，予以径改，不出校。明显因抄写致一般笔画之误者，予以径改，不出校。

4. 通假字于首见处出注说明。

5. 对个别冷僻字词加以注释。

6. 因版式改为横排，底本中的方位词"右"字用以代表前文者一律径改为"上"字，"左"字用以代表后文者一律径改为"下"字。表示剂型的"圆""元"，均改作"丸"。

7. 底本汤方目录末有"翰林医学庄充南陆军驻泊养示校勘"，因目录调至文前，故删。

8. 本书方剂中所用虎骨、虎睛、犀角等，现均须用代用品。

9. 为便于读者查阅，在书后编制了方名索引。

序

传曰：古之人不在朝廷之上，必居医卜之中。医卜贱伎，而有道之士所注意焉，何也？吉凶死生，民之大患也。卜以知来，医以起死，如民同患，孰先斯二者！故世之奇人，道不时偶，和光同尘，与世俯仰，不鬻①卜于人间，则卖药于都市。盖忧国惠民，无所发泄，不得不然也。若乃进而抚世，泽加于民，视医卜之伎犹日中之爝火②耳，何足溷③吾天君④耶！今有人焉，不以声萃荣利易其心，而刻意方药，形愁思眇，若逃世之士不得志者之取，为是必忧人利物之诚发于天性，有不容自已者，则古岐伯、伊尹、太仓公、张长沙其人也，而今于南康郡守朱公端章见之焉。公政不徒善，志在及物，曰：问民疾苦，州刺史事也。而民之疾疢，则疾苦之大者，吾可勿问乎？乃辨四时寒暑燥湿之气，处方治药，家访庐给，旦旦以之，全治者众矣。复于暇日，召州从事徐安国，出方书数编示之，曰：此书传自先世，或经手录，无虑百方，世莫得睹，将广其传，虑搜罗未尽，而利不博，盍为余增广之？仆久蓄是志，耳剽目窃，编类猥多，禀命而退。复加访讨，或僚朋秘以全生，乡贵珍而世鬻鬻声钓世"之略语。犹言沽名钓誉。语出南朝梁·刘勰《文心雕龙·情采》："诸子之徒，心非郁陶，苟驰夸饰，鬻声钓世，此为文而造情也。"寒儒穷年集验，方士肘后密传，一旦

---

① 鬻（yù 玉）：卖，出售。
② 爝（jué 决）火：小火。
③ 溷（hùn 诨）：打扰，扰乱。
④ 天君：天神。

尽得之，删去繁重，采掇秘要，与类相从，咸归于条贯，就道齐而正焉，公喜而名之曰《卫生家宝》。共八百余方，凡四十三门，锓诸板以遗天下与来世。噫！是书比《千金》《圣惠》虽略，比《本事》《必用》则详，家藏一本，以备缓急，老幼可安堵①矣。仁人之利，岂不博哉！或曰：用药如用兵，徒守古法，不知合变，鲜不败事者，纸上语何可恃耶？仆曰：不然。医之有方书，如射之有正鹄，虽不必中，而失亦鲜矣。若夫智悟神圣，学精工巧，心术之妙，运于杳冥②之中，而应于色脉之表，则方书特土苴③尔。故曰：神而明之，存乎其人。

淳熙十一年十一月十五日承议郎签书南康军判官厅公事徐安国谨序

---

① 安堵：犹安居。
② 杳冥：阴隐不明。
③ 土苴：犹土芥。比喻微贱之物。

目 录

药件修制总例

卷第一

附 卫生家宝汤方卷上

药件修制总例

人参　先去芦头，切作片子，慢火焙干用。如用新罗国者尤良。

附子、川乌头　凡用，先于慢灰火内炮烈①，取出急投沸汤中浸一茶时，却削去皮、脐，切片子用。

天雄　用时须尖长重一两者妙，于慢火中炮烈，去皮、脐，并尖上少许毒亦用切子削去。

绵姜、干姜　皆微炮烈用之。

草乌头　生削去皮、尖、脐，以盐同炒，令微变色。如中心带青黑者，不堪入药。若使旌德县出者最效，味紧。

吴茱萸　拣②去皮梗，先用水煮三二十滚，漉出控干，照焙或炒用。

白扁豆　凡用，入生姜自然汁，于铁铫③中炒用。况扁豆有少毒，所以用生姜炒也，唯香薷散中白扁豆不炒。

川楝子　有专使皮者，有去核者，有用肉者，临期详度，看方用之。

天南星　慢火中炮烈，微黄色，略削去皮用。

京三棱、蓬莪术　慢火内煨令透，取出，揉擦去灰，乘热□碎用。

茴香　须用舶上者，如无，但择轻者亦得。用时慢火铫内微

---

① 烈：通"裂"。清·段玉裁《说文解字注·衣部》："裂……引申为凡分散残余之称，或假烈为之。"

② 拣：原作"炼"，据文义改。

③ 铫：疑为"铫"之误。

炒过。

乳香　凡用时，只以糯米三二十粒一处，轻手于乳钵中研须
臾作末。莫用薳叶①火上炙化，往往走失香味。

木香　先以刀切碎，日色中晒干；或用连纸包定，怀中怀干
用，不得火炒。

麝香　用真者，令于乳钵内研，罗细，入众药中。

白胶香　择拣通明者，用清蘁汁一碗，煎数十滚，却倾在冷
水中，少时其滓渍在水面上，漉出候控干。要用时，遂旋令碎
入药。

脑子②、牛黄、血竭、真珠、琥珀　皆选拣好者，并系别研
入药。

香附子　用时先入木臼中杵去毛，次以水一半、醋一半，与
香附子一处浸一两宿，漉出，就湿入碾中碾碎，却入焙笼内火焙
干，方可与众药碾都为末也。

狼毒　如用，须炮过使。

破故纸　慢火炒令香，候冷入药用。

薏苡仁　采净，微炒令香用之。

牛蒡子　用慢火炒，须不住手搅，候炒作声，倾出用。

萝卜子　拣令净，慢火炒香用。

黑白二牵牛　拣净，炒令极热用。或有用一出末者，乃不炒，
生为末。

枳壳　先用温汤浸少时，以竹刀子刮去穰，切作片子，再用
麸炒令黄色用。

白蒺藜　先炒令透，再于砂盆内擂去尖刺用。

---

① 薳叶：泽泻。
② 脑子：冰片。

全蝎　去尾后些尖毒，微焙用之。

苍术　用米泔水浸一宿，次日漉出控干，微刮削去黑皮，切作片子，候干用。或再用麦①麸炒微黄色，却筛去麸皮用之。

杜仲　先削去粗皮，横锄碎，却用细灰不以多少，一处于铁铫内炒，令无丝为度，筛去灰用。

杏仁　用时须择好者。恐有桃仁相夹，以滚汤浸泡三两次，去皮尖用，或有双仁者。麦麸炒少时，摆去麸用。

高良姜　锄作小块子，于铁铫内，用麻油少许炒匀令香。

干漆　凡用只取漆用，须拣去漆中竹皮净，捶碎，铫内炒令烟出。

桑上寄生　洗净候干，锄碎微炒。

马兰花　拣去枝梗，以醋拌匀炒，时用。

芫花　拣净，用米醋拌匀，从慢至紧炒令烟出，存性用。

益智　先拣去枝梗，次剥去壳，取仁到碎，慢火微炒。

厚朴　用梓州②者。削去粗皮，锄碎，再用生姜不以多少捣碎，一处拌匀，罨③一宿。要用时，先微炒，后焙干。

神曲　乃辰日作者，曲唯是隔年陈者最佳。捶碎微炒，如淡鹅黄色用之。

肉豆蔻　揉去粉，用水和面剂子裹，慢灰火中煨匀令焦，候少时取出，剥去面剂，切碎，要用却不必再炒也。

槟榔　须用鸡心样者，以水和面剂裹，慢灰中煨少时，剥去面剂，切碎用。

麦蘖　拣净，慢火铁铫中炒，不住手搅，候响作声时倾出，

---

① 麦：原作"变"，据文义改。
② 梓州：今四川省三台县。
③ 罨（yǎn 掩）：淹渍。

候冷。

车前子　水淘洗令净，漉出控干，日色中先晒后炒用。

荜拨　拣净，切碎，微炒。

甘草　用慢火炮炙皆可，或有生使者，详方用。

阿胶　先剉碎，以蛤粉末一处炒，令如冰泡子起时倾出，候冷，以布筛，攞去蛤粉末用之。

葶苈子　有甜苦二种。凡用，拣净，隔纸铫内炒用。

金毛狗脊　火焰上燎去毛，先以生姜自然汁涂炙①用，或以少酥炙亦得。

桑螵蛸　真者。蜜水漉，慢火炙。

黄芪　略捶动，用蜜水漉，向慢火上炙微变黄色。

虎骨、马骨、败龟壳　先洗，后以酢炙②少时，勿令太焦，须炙十余遍，方可入药。

鳖甲　先洗净，以好醋炙令微黄色，用时须去尽裙襕。

蜈蚣　有生用者，有酒漉火上炙者，有去头用者，有和头入药者，可选用之。

罂粟壳　去子及顶上花并壳内一重薄皮，剉碎，以蜜水漉，拌匀，铫内慢火炒干，再入焙笼中，又焙少时用。

鹿茸　火上未去燎去毛，酥涂炙匀透，火不要太猛火，凡一二十次涂酥，要炙令透，候冷，剉碎用。

赤土、赤石脂　炭火中煅通赤，别研令细。

皂角　不蚛者，削去皮弦并取去子，却以生姜汁涂，炙令微黄色。

蛇蜕　先洗净候干，涂麻油炙。一法只用熨斗盛火，隔纸熨

---

① 炙：原作"火"，据文义改。
② 炙：原作"多"，据文义改。

三二十次用之。

蝉蜕　揉去土，再用纱攞子隔去土，须令土净为度。

细墨　凡要用，须入甘锅子中火煅，令甘锅子通红为度，取出候冷，别研入药中。

牡蛎　左顾者。不需用盐泥固济煅，但只以好墨研浓汁遍涂匀，入火中煅用最快。

石膏　先捶碎，入甘锅子内，上用瓦片盖定煅，以甘锅子里外通红为度，候冷取出，研令细，然后又以水飞过，渗干用。

寒水石　乃软石膏也，于炭火中煅红，取在地上去火毒，研细，水飞过，渗干用。

犀角、生玳瑁　镑细仰屑入药。

禹余粮、古文钱、自然铜、磁石、金牙石、蛇黄石、青礞石、紫石英、代赭石　用时皆以甘锅子盛，入火中煅通红，再取出药，以好醋淬七遍，再研细用。或用水飞①过，渗干使。

密陀僧　先研细，水飞过用。

蜗牛　新瓦上慢火㷮干，去壳用。

滑石　先以刀子削，再研细入药。

朱砂、龙骨、雄黄、太阴玄精石、井泉石　须好者，冷研极细用。

木鳖子　去壳，剉碎研细，或入碾中碾烂如膏，入药时，却将众药末子碾中展碾中。

铜青　别研细入药。

柏子仁、白芥子拣净，别研入药中。

麻仁　用时先砂盆中擂去上面一重粗皮，方可入药。

续断、苁蓉　皆用酒浸一宿，次日漉出控干，剉碎焙干用。

---

① 飞：原作"气"，形近致误，据文义改。

天麻、牛膝　先洗净，次去芦头，再以酒浸一宿漉出，锉碎，焙干用。

乌蛇、白花蛇　先刷洗过，再以酒浸一宿，次日取出，刷去皮并骨，只将蛇肉慢火焙。

川山甲　锉碎，以蛤粉炒，少时离火倾出，用布罗子筛去蛤粉用。

青皮、陈皮　唯隔年者最佳。用粗筛中揉擦去白。

羌活、独活、藁本、防风、龙胆草、柴胡、秦艽、桔梗　凡使，先拣择好者，须洗净，各去并苗芦头用。

威灵仙　铁脚者佳，勿使土著。洗去土用。

甘松　拣净，只揉去土。

赤小豆　微炒用。

紫菀　只使茸，不用根，去尽土用之。

地龙　用新麻布包定，石上捶去土用。

五灵脂　不夹石者，别研细用。

没药　不夹石者，令研细用。

莲花须　阴干。

骨碎补　于粗筛揉擦去土并毛用。

石菖蒲　紧短瘦细者是真也。凡用，勿以水菖蒲代之。如得一寸九节者良，露根者不可用。如要用时，出尽毛，剉碎，微炒焙之。

枇杷叶、石草　拭去①毛用。

何首乌　以浆水煮令软，切作片子，晒干用。

熟地黄　须是九次甑中蒸，九次于日色曝晒干。勿用烟熏过黑者，断不中入药用。

----

① 去：原作"法"，据文义改。

麦门冬、天门冬　皆用汤浸少时，剥去心，再焙干用。

生地黄、萱草根、葳蕤、玄参、五加皮、牛蒡根、羊蹄根、商陆根、瓜蒌根各拣洗净，剉碎焙之。

贝母　剉开，拣去心，用时微炒。

乌药　凡用，天台出者最佳，勿用土者。

巴戟　去心，炒用之。

诸种花品　皆拣去萼及枝梗用。

远志　捶碎，须去心并根，只取皮用。

菟丝子　先以水淘洗三五次令净，漉出，控少时，再用好酒浸一夜或二三夜，入甑中蒸微热，取出候冷，入碾中碾如膏，却担饼子，与日色中晒干，次入焙笼内焙令极燥，又取出，再摊在净洁地上少时，候还性时，便入碾为末也。

海桐皮、黄柏皮　各削去粗皮用。又有黄柏皮用蜜水漉匀，慢火上炙一二十次，用尤妙。

桑根白皮　须采不出土真者，去黑皮洗净，剉碎，炒焙用。本草云：出土者能杀人。

官桂　如是合解肌发散药，须用桂枝，轻薄者是。其他药中，但只用肉桂，辛辣味香。皆削去粗皮，用时不得见火，只于日色中晒干，或用连纸裹，怀中怀干亦得。

细辛　须用高丽国出者，去土并叶。叶如大者，名马蹄香，不可入药。

麻黄　去根节，用汤泡少时，碎，去汤控干，焙令燥用。

木贼　去根并节用。

僵蚕　须拣白直者，剉碎，慢火炒去丝嘴用。

半夏　拣圆小陈者，滚汤泡洗七次，去滑令净，每个再破作四小块，又以生姜自然汁并姜滓一处拌匀，制一宿，次日和姜銚内炒，焙令干用。或作半夏曲用，尤稳也。

酸枣仁　拣净，慢火微炒过，用滚汤泡少时，逐个剥去皮，焙干用。

郁李仁　拣净，滚汤泡去皮用。

蕤仁　去壳，研取霜用。

山栀子　小者是。大者不中入药，名水栀子。

白豆蔻、缩砂、草豆蔻、草果子　用时皆去壳取仁，微炒用。

乌贼鱼骨　洗净候干，去硬处骨，以刀子刮削软处如粉者用。

斑蝥　去头、足、翅，以糯米三五十粒同炒，少时倾出，拣去糯米，庶免微毒也。

鸡苏、紫苏、香薷　皆拣净，筛去土用。惟是暑中合香薷散，其香薷不必见火炒也。

白茯苓　削去皮，须是紧实雪白者方中入药。

黄连　去须用。

茯神　削去皮并中心木。

木猪苓　水浸一时辰，以刀子削去黑皮，或以铁错错去黑皮尤快。

马屁勃　用时以两只粗青大碗将药摊碎，入当三钱十文在碗内合定，手中毒①摇三五十摇，候少时揭开碗，将摇下药末用鬃②刷子且扫下，余粗者又以碗合定，再摇取细末，却秤分两入药中。

巴豆　先于小钱眼中取出壳，次以竹刀儿取去两重皮，再破作两片，又剥去膜并心，却入乳钵内研令如膏子，续用竹皮二样纸裹定，上以重石压少时，取出，再换纸，压五七次，遍数多尤好，又换纸紧包定，熨斗贮火，火不宜多，翻覆熨三五遍，去纸，再用新瓦上薄摊，日色中晒，其巴豆取不尽者，油都渗在新瓦中

---

① 毒：疑为"每"字之误。
② 鬃：原作"搂"，为"骏"之误，据文义改。

也。刮下，用皮纸或油纸贴，要用时看多少入药中。所以名为巴豆霜者，取尽油后，自然似霜干。

藿香、紫苏、荆薄荷 切勿要先取离枝、梗，少走气味。每临修合药，将看分量多少，旋取叶或穗子用。

艾叶 只如此与众药碾时，必难作细末，须先用糯米粉打极稀糊，漉拌令匀，于日色中晒，后入焙笼内焙干，候艾叶冷，入碾中。假令用艾叶四两，入雪白茯苓一两半，镈作一二十块，同艾叶一处碾二三百碾，即成末也。

大黄 拣锦纹者，用湿纸三五重裹，慢灰火中煨，少时取出，候冷，剉碎用。如镈开色青黑，不中入药。

黑豆 凡用，须铫内炒透，切勿候①生者，如多服必动脏气。

玄胡索 不要用猛火炒，只剉碎焙干，与众药一处碾。

钓藤 须多使钓子，少用藤。

青葙子 瓦上炒用。

青黛 擘开，里外如螺青色者方可入药，如色泽稍淡或带微青白即伪，不中入药用。

没石子用水和面剂子裹，慢灰火中略煨少时令透，取出剉碎用。

礜石 凡用，以甘锅子盛礜石土，用砖或瓦子盖锅子口，四下用猛火煅，候甘锅通红取出，以好醋淬，如此七遍，候冷研细。又有一法，将礜石不以多少，安在小藏瓶内，外用盐泥固济，不紧不慢火养一二日，次又用猛火煅通赤为度，取出，去火毒，研令极细用。

诃子 又名诃黎勒。用水和面剂子裹，慢灰火中煨令透，取出，候诃子冷，剉碎用。

---

① 候：疑为"使"字之误。

丁子香① 须拣味辛稍大者用，如不甚香或味短，再用生姜汁少许，与丁香一处搓擦过，候少时，即使香味全。若用姜擦制丁香，味仍旧短时，不中入药用。

枳实 锅②碎，用麸皮炒令微黄色，筛去麸皮用。如伤寒病合大柴胡汤，只剜去穰，不须麸炒。

阳起石 凡用时，以甘锅子盛，火中断不作声者方是真也。如火断作声响爆时，乃狗牙石，更不中入药。

柏叶 如合妇人药，先以极沸汤中下柏叶，在滚汤中急燎过，漉出控干，晒用之。合共余药，不须汤燎过，只炒焙使。

常山 切不得生使，如生用，即令人又吐。须用水大半碗，将常山于铫内煮，候水干用，添水半大碗，又煮水干，淫出控干，剉碎，炒焙用。

干木瓜 街市货者，即是一种酸梨，不中入药。要用，须使宣州花木瓜，切作片子，于日色中晒后，用慢火焙干用。

侧子系与天雄、附子、川乌皆是一种，治疗疾病颇同用之。先以汤浸，少时漉出，慢灰火中炮裂，削去皮、脐，切作片子，焙干入药。

青木香 一种蜀中者，嚼碎，其色微青，今呼为南木香是也。又有一种土出者，亦名青木香，用时取根洗净，剉，微炒。二味皆治气及泻肾气。

木通 凡使，用川中轻者。剉碎，微焙。纹缕粗或重，此是土木通，不中入药。

竹茹 即是新青竹竿上刮下者，临用旋刮入药。

蚕沙 收时候蚕将老取，于日色中晒干，名晚蚕沙。如要用，

---

① 香：原脱，据文义补。
② 锅：疑为"铫"字之误。

淘洗净，焙，曝干或微炒用。

紫金藤皮　泄州出者最佳，用之拣净，剉焙，勿得炒。

马兜铃　凡用，有使子去皮者，有和皮子俱使者，更详方中拣用。

百部　紧实者，剉焙用。

盆硝、朴硝　临用时，于乳钵内别研细，倾出纸上，却于日色中晒干，方可入在众药内拌匀。盆硝，亦名焰硝。

丁皮[1]并枝杖　凡用，剉碎，不见火，只晒干使。

佛耳草　此药出在河北，寻常市中货者即伪，往往用之不效。有一种出于番界者尤妙，剉碎，慢火焙干用。

铅白霜　须真者，用时别研，更令极细用。

蒲黄　色深黄色极好，如带淡黄色或微白者不真，难入药中用。

白茅花根　有二种，采洗净，晒焙，或窨干用。

夏枯草　须经霜采者妙。洗，拣净，晒焙干，剉碎用。

芸薹子　细小者好。用时水淘洗令净，曝干，隔纸铫内炒透。颗粒稍大者勿用。

苦楝根皮　采冬月者妙。洗净，剉，焙干用。

槐根白皮　是槐树皮根，用时洗净，剉，炒或焙干使。亦名槐东引根。

椿根白皮　净洗，剉碎，炒或焙干用。亦名椿东引根。

乱发　系男子梳退下者，用之洗净晒干，烧灰[2]研细入药。又有乱油发一种，是妇人头上者，用时亦洗净烧灰，研令极细入药。

---

①　丁皮：丁香树皮。《本草纲目》卷三十四"丁香"："丁皮，即树皮也，似桂皮而厚。"

②　灰：原作"及"，据文义改。

又名血余。

五倍子　洗净，剉碎，微炒焙干用。勿使蛀香。

白鲜皮　先洗净，曝干，铡碎，略炒或焙干用。

防己　采体轻者，剉碎，微炒用。

土茴香　比之舶上者颗粒稍大。如用之，拣净，微炒。

苍耳子　秋后采，紧小者好。剉碎，焙干用。

鹿角霜　须用火煅，如未熟，再煅，成雪霜白时，方中入药。

桃奴　是秋深树上不中吃者桃。采时须就树上摘落，如被风而摇落地下者勿用。

半夏曲　以圆小半夏，先汤洗七次，令①滑尽，铡碎。假令用半夏四两，却用生姜六两，切碎，与半夏一处入碾碾碎，取出，贮在盆器中罨一宿，次日取出，撩作大小样饼子，先晒，后焙干收之，顿多时尤佳。要用，剉碎，微炒过用。

大腹子　连皮用时，细剉，勿使火炒，但只微焙干用。其皮要用，旋剪碎入药。

猪牙皂角　用时慢火炙令热，再以生姜汁涂，又炙，如此数遍，以刀刮去黑皮用。

天仙藤　洗净，剉碎，焙干用。有一种粗大者，不是仙藤，难入药。

釜煤　是锅底黑墨。要用，旋刮研细重过。亦名百草霜，唯村落间者尤良。

大蒜　以五月五日采，先剥去上面一重皮。要用，以湿纸裹三两重，慢灰火中煨，令蒜香熟，取出，乘热砂盆中研如膏，更看药方中作始何用。又一法，水和面剂子裹，煨熟用。

鸡冠花　采时须于十月内采，曝干，剉，焙。如用白色者，

---

① 令：原作"金"，据文义改。

力胜以紫色花也。

竹叶　凡叶细长枝瘦，色带青白色者，名为淡竹叶。其叶粗
夭，色深青色，不是淡竹叶，不中用。

茜根　镰断中间，不与外面色茄者乃真。用时不得猛火炒，
只慢火焙干用。

棕榈有剪细生用者，有烧灰用者，更详方中使。出西川者
最佳。

牛角䚡　用黄牛角好。要用，旋镑，错取屑。

刺猬皮　有剉碎用者，有烧灰用者，却看方中用度。

芜荑　去皮取仁，慢火焙干用。

苦参　拣茎轻细者，洗净，剉，焙干用。

益母草　采四月及七八月间，窨干用。

旱莲草　是旱地上生者。采，阴干，或曝干亦得，用时慢
火焙。

蝎稍　用时须去尽稍上毒，不得火炒，只晒干，入药中碾。

灰苋灰　候苋菜曝干，烧作灰，旋罗过，秤用。

纯白灰　是硬炭烧过者灰。要用，重罗过，秤用。

当归　洗净，去芦头，切片子，焙。亦有使酒浸一宿，切，
焙。如独茎大者妙，用时去细稍佳。

川芎　剉碎，焙用。块大者名芎䓖。

白术　去芦头，切片子，焙，晒干用。

楮实　采经霜者，曝干，剉碎，焙。亦名楮桃儿。

甘遂　连珠者。先以汤浸少时，辟①去汤，切碎，炒焙用。合
药时，不得与甘草一处，为相反故也。

赤白芍药　二种洗净，剉碎，焙干用。

---

① 辟：除。《小尔雅·广言》："辟，除也。"

香白芷　去苗，剉碎，焙干用。太平州①出者最佳。

泽泻　剉碎，勿炒，只焙干用。不可多服，本草云：多服病人眼。

水银、硫黄　二味可于定器内或甘锅子盛，结砂子，更看方中用度。

左缠藤　凡用，水洗净，去根，剉碎，晒，焙干使。浙间呼为鹭鸶藤，本草中名曰忍冬，亦名金银藤。

橘叶　有二种，一曰绿橘，二曰金橘。采取，洗净，晒，焙干用。

硇砂、硼砂　凡用，先于乳钵内别研令细，却放在日色中晒干，切不得见火。要用时，看分两多少，旋拌入药。

紫苏子　须自种，真紫苏叶上下通紫色，叶心如花者。至九月收子，用水淘，漉去浮者，焙干用。今市中卖者即伪，不中入药用。

芥菜子　即辣菜子。采于春及秋时，洗净，焙干用。

韭子　系韭菜子。九月采，窨，晒干，用时再炒过使。

蓖麻子　凡用，去壳，乳钵中研令极细。

葵子　拣净后，洗过控干，晒，焙用之。

蛇床子　拣净，慢火焙令香用。

陈榄子　是多年石茱萸。用时拣去枝梗，微炒，焙。

赤茯苓　削去皮，剉，焙干用。

王不留行　凡用，洗净，慢火炒干用。

瞿麦　拣，洗令净，晒，焙，剉碎使。

天灵盖　即是死人头顶骨。凡用，先以香水洗令净，控干，以酥涂，炙令黄。

------

① 太平州：今安徽省马鞍山市及芜湖市一带。

浮石　轻者。炒，捶碎入药。重者不中用。

蛤蚧　有雌雄二种。凡用一对，以酥涂，慢火炙透，剉砂使。

知母　薄切片子，慢火焙干，却再称分两多寡入药。

苦杖　用时洗净，剉碎，焙，晒干用。

鹿角胶　凡用，以面拌炒过使。

五味子　拣去枝梗，微炒，或焙干用。有一种问①北出者尤佳。

萆薢　镑碎，焙干入药。唯川中者最妙，轻薄者。

前胡　拣，洗净控干，剉碎，炒或焙用之。

地榆　洗净，晒干，焙或炒过使。

荜澄茄　拣净，不得火炒，只慢火焙干用。

沉香　剉碎，不得见火，只怀干用。

檀香　剉碎，不得炒，只于日中晒干入药。

茅香　镑碎，以蜜汤洒拌令匀，先微炒，后焙干用。

零陵香　用时连枝剉细。大叶者非真也。不见火，日中晒干用。今宜州及广德军出者好。

山药　剉碎，勿炒，只慢火焙干用。亦名薯蓣。

椒　火炒，倾地上，用碗盖定少时，令出汗。或有药中去目者，有只使椒目者，详方中使。如用椒，不须出汗。

桃仁　凡用，炒令透，拣去双仁者入药。或先以汤浸少时，去皮尖，尤好。

牡丹皮　凡使，拣去枝细者，剉碎，微炒，或焙干用。

石亭脂　是老硫黄。用时研炒极细末。

石楠叶　须拣经霜者妙。剉碎，微焙用之。

海金沙　以水飞过，控干，日曝，或隔纸铫内炒用。

---

① 问：疑为"向"字之误。

茵草 凡用，拣洗令净，晒，焙使。

山茱萸 秋同[①]采，窨或晒干。要用，剉碎，慢火焙使。

石茱萸 采去枝梗，微炒过入药。

茵芋 切细，炒用。有使酒蒸，亦妙。

无名异 别研细末，拌入药中。

黄丝瓜 采于秋深经霜尤好。剥去上面一重青嫩皮，烧灰用。亦名天罗。

云母石 须是一重重揭得下如镜面者方可入药。

石中黄 凡用，须是石中心色深黄者力紧，取出，别研令极细。如未甚细，再研入药。

淡豉 凡用，先以汤浸少时，或再剥去上面一重薄皮，乘润乳钵内研如膏。要用，却以药末拌和。

黄芩 用时拣净，剉碎，慢火焙干用。

干葛 剉碎，焙干用。勿使土者，今宣州出者最佳。

枸杞子 凡用，拣去枝梗，晒，焙干用。

胡麻子 轻小者。微炒少时用。

铁粉 须真者。再研令细，或水飞过渗干，旋入药用。

地骨皮 拣，洗净控干，晒，焙干，剉碎入药。

石斛 凡用，去根并苗，剉碎，慢火炒，焙干用。又有酒浸一宿，焙干用者。

阿魏 须使真好者。以水和面剂子裹，慢灰火中煨，令面透取出，剥去面，却于乳钵中研细用。研时入醋少许同研，尤佳。

青盐 别研细，或微炒用。

伏龙肝 是灶中心土。取出，别研令极细。要用，旋入药中。

白及 镢碎，慢火炒少时用。

---

① 同：疑为"月"字之误。

黄丹不得十分炒，恐变色，亦恐力短，但只旋研入药中。亦名虢丹。

北枣　凡用，不问多少，以水满贮砂铫内煮三五十滚，候枣肥泛浮起时，入好麻油十余滴搅匀，再滚数沸取出，枣皮易剥也。

白附子　用时慢灰火中炮匀裂，微削去皮，剉碎，炒，焙干用。

青矾、白矾、绿矾　凡用，铁铫内枯干，研令细。

黄白二药子　剉碎，火焙干用。出川中者可入药。

片子姜黄　剉碎，勿炒，只焙干用。出德安府①者是真也。犯蓬术，故底不是黄姜。

瓜蒂凡用，须是甜瓜蒂，苦瓜蒂不中合药。剉，焙热使。如一瓜上有双蒂者，服之损害人命。

史君子　凡用，切细，慢火焙干。有去壳只使子，有连壳入药，详方中用。

鹤虱　用时拣净，火微炒过。有使醋煮用者，如合牙疼药，须是醋煮透。若生用，损人齿。

白薇、白蔹　凡用，拣洗令净，细剉，炒或焙干用。

鹅不食草、谷精草　采，窨干。要用，不得炒，剉碎，日色中晒干用。

花蕊石　细碎，水飞如粉，或有火煅者，更看方中用。

蜣螂虫　夏月采最多。炙，去头、足、翅用。

板蓝根用时拣色带白厚者，剉碎，焙干用。

紫河车　凡用，先将河水煮透，控干，剉碎，慢火焙干入药。

麒麟竭　须使真者，研令极细。

---

①　德安府：宋宣和元年（1119）置德安府，领安陆、应城、孝感、应山（今广水市）、云梦 5 县，为今湖北省孝感市、随州市一带。

皂角刺　取紫色，净洗，于石臼中捣去骨，拣去枯者。或有烧灰用者。

天竺黄　凡用，拣真者。不得火炒，只于乳钵内研细入药。

续随子　用时拣令净，慢火焙，或晒干使。亦名随风子。

蔓荆子　用时先极筛去白皮，慢火焙干用。

羚羊角　凡用，拣节密角色黑润者好，旋镑屑入药。

夜明砂　用水淘洗净，控干，于日色中晒干，或用慢火略炒使。

草决明　用时拣洗令净，控干，微炒。

秦皮　轻薄者最佳。剉碎，慢火焙干用。

地肤子　筛去尘土，慢火略炒少时用。

连翘　凡用，勿使陈者，新香底好。剉碎，微焙用。

仙灵脾　用时拭拣令净，不得炒，剉，微焙入药。亦名仙灵脾药。

紫藤香　凡用，剉碎，勿炒，只焙少时使。

升麻　用时去芦头，轻者最佳。剉碎，略炒。重者即土升麻。

败酱　用之拣择令净，更看方中用度。

虎睛　有雌雄二种，更详方中使。

胆矾　轻腻、色带青者佳。用之，水磨令极细。

熊胆　凡用时，将药安在水中，渐渐色如金黄者真也，如黑色或大段黏手，即伪。要用，于乳钵内研，拌入药，或有慢火熬使者。

玄明粉　色腻、仍白者妙。令研极细使。

芦荟　用时须使真者。令于乳钵中细细研如粉，拌和入药。

紫草　向北出者好。用时只使紫草茸，不得火炒。

铜绿　须干者，令研入药中。

龙齿　用时研为细末，以水飞过。有一法，用甘锅子盛，火煅，筛出细研如粉，水澄渗干使。

藜萋 以好酽醋煮，去砂土用。

藜芦 用蜜涂，炙。如合搐鼻药，不须使蜜炙。

粉霜 色莹明净者佳。用之别研令极细。

北亭 凡用，拣洗净，火炒或焙用，有烧使者，详方中用度。

胡芦巴 用时拣令净，微炒或焙干，又有使酒浸一宿用者。

青蒿子凡用，拣去枝梗，勿炒，只慢火焙干。或有使童子小便浸一宿，次日漉出控干，先晒后炒入药。

狼牙根 用时洗净，剉碎，炒。

贯众 如用，洗令净，细剉，炒焙使。

大蓟、小蓟 凡用，拣洗令净，剉碎，不得猛火炒，只剉碎，略焙干用。是野地生，又名刺芥，采时须花红者。炒，作效尤速。

白头翁 用时须勿要陈者，炒、焙使，更详方中用度。

又制度法

附子、川乌头 每用温水浸一时许，或以皮纸湿①裹一重，文武灰火炮，以透里香烈为度，去皮脐用。

黄芪 以硬物打扁三二寸许，截了，以蜜，看多少相度，用沸汤化开蜜，浸少时，微令干，火焙干用。

乳香 以蒻叶上下铺盖了，以熨斗盛火熨令香，少溶，放冷，研细用。

没药、灵脂、安息香 亦如乳香法，略熨过，放冷，研细用。

京三棱、蓬莪术 如用，须砂器内水满上，用皮纸裹三两重，紧盖，用慢火煮三两时，候软，切作片子焙干。

全蝎 以生姜汁浸了少时，瓦上焙干。

---

① 湿：原作"温"，据文义改。

杏仁　双仁者不可用，能害人命。

贯众　用水洗，切作片子，略以姜汁浸，焙。

牵牛　黑牵牛泻肾气邪毒，用砂银器中炒香熟，碾只一次末用，其余不用。白牵牛泻肺中邪气，同前炒用。黄牵牛泻脾积邪气，亦同前炒法用。

常山　须用米醋煮了，切片子，再以醋炒干用，使人不吐。

马屁勃　以粗绢萝子，用手紧于萝子内，磨下末用。

桑白皮　如黄芪法，亦打扁，用蜜汤浸少时，取出焙干用。

巴豆　去油、去皮膜了，研细。用新瓦一片，涂上三两次，其油方净，用之。

大黄　锦文者。如要去病不耗元气，以米醋或法酒浸少时，饭甑上瓷碗盛，揲①盖，蒸饭熟用。

灯心、通草　以白瓷瓦，不以多少，一处碾细为末，水中澄浮者，焙干用。

枣　不以多少，用砂铫盛水满浸，上有一指许水，用灯心一把子，盘于水枣中，以炭火煮枣软，其皮、核自相离，取肉用。

络石草　净洗，焙干用。

翰林医学差克南康军驻泊张永校勘

---

① 揲（shé 舌）：取。

卷第一

治诸风瘫痪

骨碎补丸[①]　治左瘫右痪。

五灵脂拣去砂石，别研极细　木鳖子去壳剉碎，研细入众药用　生姜切作片子　地龙用麻包定石上，捶去土　黑牵牛炒令微熟用　草乌去皮、尖，剉作块子，盐炒，令里外俱透，剉作末　白胶香韭煮三十二沸，倾在冷水中少许，空[②]干，则研极细用　黑豆炒令微熟　威灵仙用软脚者，洗土取用　滴乳香用糯米数粒，用乳香一处研细入药　天南星慢灰火中炮去皮用，各一两　麝香一钱，别研，临了将入药　防风去苗并芦头用

上件各焙，碾为末，醋糊为丸，如梧桐子大。初服五丸，加至七丸，食后薄荷茶酒下。

龙虎金丹[③]　治一切瘫痪风疾。

黑附子去皮、脐，退寒热　川乌头去皮、脐，补肾经　虎骨醋炙，治伤折　古文钱醋淬，研，为接骨　当归生用，补血活血　白胶香生研，去麻痹　木鳖子火炮去皮，冲开滞气　地龙去土，行血　草乌头盐炒令黄，发熬　黑牵牛生用，除肾湿气　肉苁蓉酒浸，补肾经　牛膝酒浸补炒，各一两　乳香半两，生研，治一切疾痛　没药生用，化内损，坏脓血　巴戟天去心，治八般腰痛　自然铜醋淬，治伤筋动骨，各一两

上为细末，酒煮面糊为丸，如梧桐子大。每服十丸，渐加至三十丸，茶盐汤下，食前服。

---

① 骨碎补丸：据《普济方》卷九十三补。
② 空：疑为"控"之误。
③ 龙虎金丹：据《普济方》卷九十三补。

神赐丹① 治诸虚不足，中风瘫痪，寒湿相搏，经络气滞，骨损筋弱，手足无力。

　　降真香三两半，细判，酒一升，煮干　骨碎补二两，焙　木鳖一两半，去壳、油，炒黄色　附子六钱，去皮，蜜水煮　没药别研，半两　白蒺藜炒去角　白术　乌药　人参　川乌去皮、脐，为片，米泔浸一宿，焙干用，各一两　乳香半两，别研　麝香一钱，别研

　　上为细末，用蜜十两，炼蜜为丸，或小龙眼大。每服盐酒化下，食前服。

　　黄龙丸② 绍兴③间修建康④，内掘得一石碑方，遂经进。治左瘫右痪，手足麻木，口眼㖞斜，风痹走疰，腰脚疼痛；并治妇人血风劳气，遍身疼痛，洗头伤风，头面乳肿，舌胀口干，头昏脑闷多睡，暗风，夹脑风，偏正头痛，破伤风等疾。

　　红芍药半斤　川乌四两，去皮、尖　防风　香白芷　天麻　麻黄去根节　华阴细辛去苗　白僵蚕炒，去丝、嘴　雄黄别研　川芎各二两　白蒺藜炒去刺　甘草一两　干姜生用　藿香叶　甘松去土，各一两

　　上为细末，炼蜜为丸，如弹子大。每服一丸，姜汁磨下，温酒调。忌热食少时。

　　大圣镇风丹

　　家宝通神丹⑤ 治卒中风，左瘫右痪，口眼㖞斜；偏正头疼、夹脑等风，及小儿一切惊风。

　　五灵脂二两，初一日用姜汁压至初五日，调井花水去粗滓入药　干蝎一分，如制蚕度　大川乌二两，去皮，研为细末入药　草乌三分，同川乌

---

① 神赐丹：据《普济方》卷九十三补。
② 黄龙丸：据《普济方》卷九十三补。
③ 绍兴：宋高宗年号（1131—1162）。
④ 建康：指建康府（今南京）。
⑤ 家宝通神丹：据《普济方》卷九十一补。

制度　没药半两，用井花水磨膏入药　天南星一分，用姜汁压一宿，晒干，碾罗为末　白僵蚕二分，洗过碾末　朱砂三分，飞过，半入药，半作衣　麝香半分，用法酒发一宿，碾细入药　木香半两，碾末入药　轻粉一分　滴乳香半两，用井水磨为膏入药

上众药末和匀，合时须用端午日或腊日，以腊水煮面糊，搜和捣千下，丸如豆大。每服一丸，及生姜一片，薄荷一叶，食后茶汤嚼下，或酒亦得。

黄氏心安丹① 治血气生风，左瘫右痪，口眼㖞斜，语言蹇涩诸疾。

没药　全蝎酒浸，焙干　羌活　虎骨酥炙　独活　防风去芦　川芎　当归　薏苡仁　半夏姜制，各二两　川乌头一两，炮去皮、尖　天麻　枳壳去白，麸炒　前胡　陈皮红　细辛　朱砂别研为衣，各一两　白术半两　麝香一钱，别研　脑子半钱，别研

上为细末，糯米糊为丸，如龙眼大，朱砂为衣。每服一粒，酒嚼下，或荆芥下，食后服。

太乙丹② 治瘫痪，诸风疾。

五灵脂半斤，去土石　木鳖子半斤，去壳别研　草乌半斤，去皮、尖　僵蚕四两，先去丝、嘴　钱子地龙半斤，布袋去土，不见火　川乌四两，去皮、尖　防风四两，去芦　白胶香六两，别研　麝香半两，别研　脑子二钱，别研　好墨烧用　桑柴灰好醋浸一宿，各四两

上为细末，酒糊为丸，如弹子大，阴干。每丸分三服，用生姜、薄荷研自然汁浸，温酒一盏嚼下，忌发风物。须腊日或端午日合，不许妇人、鸡犬、孝服人见。孕妇不可服。

---

① 黄氏心安丹：《普济方》卷九十三作“黄耆必安丹”，考《普济方》收载该方之药物组成并无黄耆，其方名之“耆（芪）必”，疑为“氏心”之误。据补。

② 太乙丹：据《普济方》卷九十三补。

石莲丸① 治中风瘫痪，涎潮肢痹，遍身瘾疹，走注风痛，打扑伤损，癫痫，一切风疾。

草乌头去皮，剉 天南星剉，各二两 川乌三两，去皮，剉 五灵脂夹石者，去石用 木鳖子去壳 踯躅花去枝梗 蔓荆子去皮 干地龙去土，以布裹捶 白胶香通明者，各一两 没药半两，通明者，别研 乳香半两，研 麻黄去节 地榆净，剉 天麻洗，剉，各一两 京墨二寸，煅令通红，别研

上除墨外，并生用，不见火，日晒干，为细末，入墨，酒糊为丸，如石莲样。常于端午日午时合用。用急，辰时腊日合亦可。不得令妇人、鸡犬见合。如卒中风，新汲井水、生姜、薄荷自然汁磨药，以温酒浸服。轻者半丸，重者一丸，小儿天吊等风，一丸分四服。打扑伤损，以姜汁磨涂患处。伤风咳嗽鼻塞，服之衣被覆汗立愈。忌猪、鸡、鹅、鸭、毒物。如无生薄荷，干者亦可。

乳香宽筋丸② 治左瘫右痪，口眼㖞斜，走痓风气，腰脚麻痹，一切风疾，赤眼白头风疮。如疮干，研油调涂，疮湿只糁③。如打扑闪肭，皮骨损碎，研入没药、乳香各半钱调涂。

乳香别研 没药别研 川乌炮，去皮、尖 草乌炮，去皮、尖 地龙去土 何首乌一两，去黑皮 白牵牛砂器内煮数沸，各半两 白僵蚕一钱，洗，去丝、嘴 五灵脂酒研，七钱，去石

上焙，碾为末，酒糊为丸，如梧桐子大。每服十五丸至二十丸，食后茶酒任下。

青木香散④ 治左瘫右痪，偏枯不遂等疾。
青木香二两 瓜蒌一个，去皮

---

① 石莲丸：据《普济方》卷九十三补。
② 乳香宽筋丸：据《普济方》卷九十三补。
③ 糁（sǎn 伞）：洒，散落。
④ 青木香散：据《普济方》卷九十三补。

上先取好瓜蒌一个，取子及瓤，去皮，将子与瓢各研细，用无灰酒一大盏投之，搅匀，用生绢绞①取汁，如此研、绞三两次，酒浓无味乃止。于银石器内煎三两沸，调木香末，带热服。令人按摩病处良久，就病处卧移时，自能举动矣。此乃大沩山僧云：气行则风行，气逆则风聚。久者不过三五服，大有神验。风必有热证者可服。

大圣通中花蛇丸

如圣散② 治初中风瘫痪，不经针灸者，用此方取效。实人可用。

蓬莪术醋煮，半两　天台乌药　白术各一两

上为末。每服二钱，温葱酒调下，每日三服至五服，不计时候。服药三日后，用淋渫药通逐邪气。

香附汤③ 治卒暴中风，涎潮目瞑，口面歪斜，偏风瘫痪，精神昏愦，便利不禁，数服立效。

大附子一个，重八钱，生，去皮、尖　木香半钱，纸裹煨熟　甘草一分，炙

上剉细碎，分二服，每服用水二大盏，生姜二十片，煎至七分，去渣，空心温服。大凡中风，首用此药，通关顺气，多服取汗，自可永瘥。

白大通丸④ 治一切大风，左瘫右痪，口面㖞斜，手脚亸⑤掉，言语謇涩；兼治偏正头风。此虽旧方已载，然后人用以治风痹脚疾，十有九愈。

---

① 绞：原作"搅"，据文义改。
② 如圣散：据《普济方》卷九十三补。
③ 香附汤：据《普济方》卷九十一补。
④ 白大通丸：据《普济方》卷一一六补。
⑤ 亸（duǒ朵）：垂，下垂。

藿香去土　香白芷　川芎　川乌四两，冬去尖，春不去，半生半炮　鸡苏　木瓜　天南星　甘草四两，春炙冬生　官桂　荆芥　乳香　白僵蚕二两，炒，去丝、足、嘴　藁本去土　羌活　桔梗洗　甘松　牛膝酒浸　天麻　川当归　没药别研　麻黄二两，春不去节，冬炙　真细辛洗，去苗。已上各二两　乌蛇五两，水浸，去皮、骨，好酒浸一宿，酒炙　软石膏一斤，煅过，研秤四两为衣，余者并入众药　甘菊花已上各一两

上为末，糯米糊为丸，如弹子大，隔日方焙半干，即上石膏为衣。每服一丸，薄荷茶酒温下，如肾气疼，炒茴香酒下。

六神汤

铁弹丸

起瘘丹

五虎汤①　治中风瘈曳②，目睛上视，牙关紧急，涎盛昏塞，不省人事。

南星　草乌　川乌并炮去皮　半夏炮七次　皂角去皮弦子，炙

上㕮咀，等分，每服三大钱，水二盏，姜十片，煎至八分，去滓温服，不以时，口噤灌下。《余居士选奇方》二草乌、川乌并不去皮、尖。

玳瑁丸③　治中风瘫痪，失音不语。

玳瑁为末　朱砂别研　雄黄别研　白芥子烂碾，各半两　麝香一分，别研

上为末，用砂石器内酒煮安息香一两为膏，和丸如绿豆大。每服十丸，温童子小便下。

---

①　五虎汤：据《普济方》卷八十八补。
②　瘈曳：筋脉弛缓，肢体疲困无力，或瘫痪。《圣济总录·卷七·风瘈曳候》："瘈则偏而不举，曳则弛而不随，是皆不能收摄也。"
③　玳瑁丸：据《普济方》卷九十三补。

星附散

治中风汤

六味顺气散

四神汤① 治卒中风，牙关紧急，不省人事，极妙。

附子一两，去皮、尖，生用　木香一两　五灵脂二钱半　真麝香一钱

上剉碎，每服二大钱，水二盏，生姜二十片，煎至七分，去滓放温，斡开口灌一服，定醒。如未，再服。开口略能言，即不须服，徐与粟粥。

调气丸② 治中气如中风状。中气而以风药治之，十无一愈；中风而以气药治之，气顺而风散，宜服此药。

槟榔　木香　川芎　羌活　肉桂去皮　麻仁以上各半两　枳壳一两，去穰，麸炒　沉香一分　大黄一两，湿纸裹煨　郁李仁一两，汤浸去皮

上为末，炼蜜丸，如梧桐子大。每服三十丸，食后临卧姜汤下。

地黄丸

夺命通关散

治诸风

于仙姑搜风丹

万金丹

活络丹③ 治一切风疾疼痛。

---

① 四神汤：据《普济方》卷九十一补。
② 调气丸：据《普济方》卷一八四补。
③ 活络丹：据《普济方》卷一一六补。

五灵脂　破故纸　赤芍药　川乌头　草乌头两项乌头并剉碎用，葱切作片子，同和匀，碗合一宿取出，不用葱　山栀子去壳　黑牵牛　白牵牛　何首乌已上各二两　土朱①四两

上为细末，酒糊为丸，如梧桐子大。每服五七丸。打扑伤损，用苏木酒送下；脚气，木瓜酒下；腰疼，用核桃酒下；常服，温酒、盐汤送下。

乳香丸②　治一切风疾。

没香一两　川乌头一两，炮裂，去皮、脐　木香半两，生　五灵脂三两，研　朱砂一分，研　乳香一分，研　麝香一钱，研

上为细末，薄糊为丸，如梧桐子大。每服三两丸，茶、酒任下。

杜仲丸③　治风疾及腰肾风虚脚气等疾。

杜仲去粗皮切秤，用麦麸炒黄色，去麦麸不用　牛膝酒浸一宿，晒干　菟丝子酒浸一宿，漉出，趁湿润研破，晒干　续断酒浸一宿，晒干　木瓜切碎，晒干秤　草薢炒黄色为度。已上各二两半　金毛狗脊拭净毛，秤五两半，好酒、米醋于银铫内煮，切片子，焙干

上为细末，用好醋煮糊为丸，如梧桐子大。每服三十丸至五十丸，空心温酒下，日进三服。忌鸡肉。

增减续命汤④　治诸风。《千金》曰：治诸风，不以续命汤，则不为治风。岂圣贤之说。

白芍药　黄芩　人参去芦　麻黄半两，去根、节　大川芎　甘草微炙　汉防己剉　杏仁去皮、尖，麸炒　当归酒浸，剉　天麻蜜炒　官桂不见火。已上各一两　防风一两半　附子半两，炮裂，去皮、脐、尖

① 土朱：代赭石的别称。
② 乳香丸：据《普济方》卷一一六补。
③ 杜仲丸：据《普济方》卷一一六补。
④ 增减续命汤：据《普济方》卷一一六补。

上件药为粗末，外将附子、杏仁切令细碎，入药内和匀。每服三钱，水一盏半，姜五片，煎至一盏，去滓，稍热服，食前。

省风汤① 治痰厥。

半夏八两 防风四两 甘草二两

上件同为细末，分作四十服。每服用水一大盏半，姜二十片，煎至七分，去滓温服，不拘时候。一方用天南星代半夏。

十生丸② 治诸风及痰疾。

干姜 半夏 天南星 白僵蚕 川乌去皮、尖 全蝎各一分 人参 白附子已上各一两 干蝎③三两，取一两 附子七钱重，去皮、尖

上为细末，生姜自然汁糊为丸，如梧桐子大，以蛤粉为衣。每服三十丸，生姜自然汁点汤④吞下，不拘时候。忌热物少时。此药治瘫痪神效。

透骨丹⑤ 治诸风疼痛。

草乌一两，用盐和，炒焦 甘草半两 黑牵牛一两，炒焦

上为末，加麝香一钱和匀，酒糊为丸，如梧桐子大。每服二十丸，温酒送下，不拘时候。

大效小风丹⑥ 治一切风疾。

草乌头去皮、尖 何首乌以好酒同浸两宿，取出净洗

上件各等分，为细末，酒糊为丸，如梧桐子大。每服七丸，茶酒任下，食后。

川乌丸⑦ 治一切风疾并脚气等疾病。

① 省风汤：据《普济方》卷一六七补。
② 十生丸：据《普济方》卷一一六补。
③ 蝎：疑为"葛"之误。
④ 点汤：以沸水冲泡。
⑤ 透骨丹：据《普济方》卷一一六补。
⑥ 大效小风丹：据《普济方》卷一一六补。
⑦ 川乌丸：据《普济方》卷一一六。

没药半两，为细末，另研　川乌四两，去皮、尖，切作片子，分二处，将一处用□汁于砂石器内煮腐取用　麝香一钱，别研　草乌头和后药不用汁，如无川乌，草乌头亦得

上为末，杵烂川乌为丸，如鸡头[1]大，以朱砂为衣。每服一丸至二丸，如风疾，食后茶酒任下；脚气，木瓜煎酒下；腰痛，核桃酒下；头风，嚼生葱茶下；妇人赤白带下，艾醋汤下；软风，金银花煎酒下，早晚进二服。

宿州蔡家饼子风药[2]

香白芷一两　藿香一两　零陵香一分　半夏一两半，炮七次　苍术半斤，米泔浸一宿　草乌头去皮、尖，一两

上为末，晒干，和姜为饼子。一寸大饼分作八服，茶、酒嚼下。

白龙丸[3]　治诸风。

白芷生　草乌头用粗瓦片相拌，水底踏洗，去尖白　川芎生，剉大甘草生　细辛洗净，生　白僵蚕去丝　薄荷叶生　苍术米泔浸一宿，焙干　石膏半两[4]烧遍赤，半生用。已上各四两

上件生用为末，蒸饼五个，泡糊为丸，如弹子大。每服一丸，食后茶酒送下。

太白散

没药丸

乳香宣经丸

天麻饮子[5]　治气血不足，正气与风邪相搏，浑身臂膊疼痛，潮热往来，倦怠，心间烦躁，恍惚不宁，血虚难以发散，不禁凉。

---

① 鸡头：芡实的别称。

② 宿州蔡家饼子风药：据《普济方》卷一一六补。

③ 白龙丸：据《普济方》卷一一六补。

④ 两：疑为衍文。

⑤ 天麻饮子：据《普济方》卷九十七补。

此药调血退热，解劳倦，进饮食，轻健四肢。

天麻酒浸　防风去芦　当归洗净，去芦，酒浸　川芎　羌活　威
灵仙酒浸　五加皮　白芍药炒，各一两　肉桂去粗皮，不见火　木香不
见火　酸枣仁微炒，去皮　犀角屑以上各半两　海桐皮酒浸　人参去芦
白术　干葛　细辛去苗，洗　甘草炙。以上各三分

上为粗末，每服三钱，水一盏，生姜二片，煎至七分，去滓
热服，不拘时候。

窦侍御遇仙酒① 治诸风疾，并大风偏风。

牛膝洗净，细切　秦艽去裂文　桔梗去芦　羌活去芦，细研　晚蚕
沙净洗，炒。已上各二两　牛蒡根一斤，去粗皮，细切　枸杞子二升　牛
蒡半斤　大麻子一升，洗净　苍术一升，洗净，去粗皮，瓷器内蒸热②用

上为糯米酒二斗，于瓷器内浸药、封口，第七日开封，勿令
面近瓶口，恐药气触人眼目。每服一盏，空心服，日进三服，温
服之。忌湿面、鱼三月。敕宋御药院附灵宝，上方更加天麻半斤
（洗净）、枳壳二两（拣净）、当归三两、地黄二两，同前药浸酒，
勿令断绝，常令面有酒色，甚者不过一斗。前监察御史西京留守
窦文炳染偏风疾，手足拘挛，半身不遂，蒙恩药不愈，访求医到
奉仙县，有县尉李能，有此方极有神效，名曰仙酒方。依方浸酒
一斗，未服药时，令人扶策不能自动。饮酒二升能舒手，饮酒三
升能伸睡，饮四升五升全愈。此方不敢私隐。

虎骨酒

附子酒

窦舍人换骨酒③ 昔人早年患偏风证，四肢不举，未服此药

---

① 窦侍御遇仙酒：据《普济方》卷一一五补。
② 热：疑为"熟"之误。
③ 窦舍人换骨酒：据《普济方》卷九十六补。

时，非人回转不能自动。服药三日便举手梳头，七日四肢渐舒，十日行步，半月觉身轻眼明。此药神效，不敢隐藏。

白茯苓　晚蚕沙炒，各三两　虎胫骨酒浸，炙黄　甘草一两　槟榔一两　郁李仁汤浸，去皮　附子炮，去皮、脐，各半两　何首乌半两　防风半两　瓜蒌半两　牛蒡子根　牛膝各半两　甘菊花半两　杜仲去皮、丝　黄芪半两　白附子　益智仁各一两　石菖蒲半两　天麻一两　山茱萸　牡蛎　牡丹皮半两　枸杞子各半两　蛇床子　肉苁蓉各一两　羌活半两　鼠粘子半两　狗脊去毛　天雄炮，去皮、尖　干姜炮　苍耳子炒，半两　菟丝子各一两　紫菀半两　白术　白花蛇酒浸，去皮、骨，炙，半两

上入臼为粗末，用无灰好酒三五斗，生绢袋盛，在坛子内封闭，令密浸之，春夏二七日①，秋冬三七日。开时，人面不得向坛口上。取浸药酒，日进三服，各一盏，温暖服。久患者不过月，近者只五服。其药柤②阴干为末，炼蜜为丸，一名换骨丹。每服三四十丸，如梧桐子大，温酒送下。此药神效，益精补虚，活血驻颜，润皮肤，兼治眼目，能退一切风疾。常服乌髭发，身轻骨健，爽精神，净房休养一月妙。

治大风疾

乌金丹

黄柏散

地龙丸

苦参丸

乌头丸③　治宿患风癞，遍身黑色，肌体如木，皮肤粗涩，及

---

① 春夏二七日：此上原有“药酒日进三服”六字，据文义删。

② 柤（zhā 渣）：渣滓。《广韵·麻韵》：“柤，煎药滓。”

③ 乌头丸：据《普济方》卷一一一补。

四肢麻痹。

用草乌头一斤，竹笋内以水浸，将瓦子于笋内，就水中砻洗之，如打菱角法，直砻洗去黑色皮及尖，控起令干，用麻油四两，入铫锅内用①炒黄色，须去油，复用盐并草乌再炒，令黑色烟出为度，取一枚劈破，心内如米一点白恰好也，如白多再炒。趁热杵罗为末，用醋糊丸桐子大，干之。每服三丸，空心食前温酒下。

治诸痫疾

寿星丸

独体辰砂丹

神授丹

驱风散② 治暗风痫疾，涎潮，不省人事，手足搐搦；又小儿惊风等疾，服一料永根除。

防风四两，去芦　白砂蜜半斤　朱砂一两，水飞，研令极细　薄荷四两，苗儿紫心者　蜗牛七个，瓦上炒，去壳细研，形如蜒蚰，背负壳者　皂角十条，不蛀者，去边寸，判，先用水浸三日，去元③浸水，却以一碗挼取浓汁，去滓，入银石器内，熬取五六分　天麻四两

上件为末，入朱砂、蜗牛，先以皂角膏子和匀，却旋入蜜拌为丸，如桐子大。每服三十丸至五十丸，腊茶清送下，日进三服。忌猪、鸡、鱼、面动风物。

二灵丸

---

① 用：疑为"同"之误。
② 驱风散：据《普济方》卷一〇〇补。
③ 元：原来。

卷第一

三三

治诸头风

麝香散

七生丸① 治风盛及头风，一切痰涎。

天南星 半夏 川乌 草乌 地龙不去土 川芎 白僵蚕以上各一两

上并不去皮、脐，生用，为细末，以荞麦面打糊为丸，如梧桐子大，蛤粉为衣。每服七丸，淡茶汤送下，不以时候，渐加至十丸十五丸。

透关散

青龙散

搐鼻法

神妙散

太伯散

石膏散

梅煎散

胜妙散

金花散

天雄散

通关散二方

治一切心疾

俞山人镇心丹② 治忧愁思虑过伤，心气不足，恍惚惊悸，骨热诸劳，失精乱梦，飞尸鬼疰，肌瘦色黄，食衰倦怠，心腑不

---

① 七生丸：据《普济方》卷一〇四补。
② 俞山人镇心丹：据《普济方》卷十六补。

利，以至大恐所伤，及吐血、便血，种种心疾，悉主治之。常服安神，去百邪，调顺荣卫，补养真气，此药性良无毒，能起虚劳疾病。

肉苁蓉一两，焙干　牛膝一两，细剉，酒浸，焙　菟丝子一两，酒浸煮，研　五味子半两，拣　人参二两，去芦头　山药二两　鹿角霜二两　远志二两，去心秤　龙齿一两，飞　黄芪半两，蜜炙　茯苓二两，白者　石菖蒲半两　茯神二两，同茯苓一处用柏叶裹之，蒸九次

上件为细末，炼蜜为丸，如桐子大。每服三十丸，盐米饮或酒汤吞下，空心服，渐加至四十丸。用辰砂为衣，人参汤下，食后服，闭目良久。

道人平补镇心丹

交泰丸[①]　宁心养气，定魄安魂，疗诸虚不足，生元气，补精枯髓竭，去夜梦鬼邪。治男子下元虚，妇人血海冷。使人百病不侵，四时安泰。久服明目耳明，夜视如昼。

石菖蒲一斤，去须，切，无灰好酒浸，冬三宿，夏两宿　乳香一两，另研　远志半斤，去[②]心，浸作上法

上为细末，用浸药酒煮糊为丸，如桐子大。每日空心温酒下，服三五十丸。

镇补丹[③]　治心气劳伤，夜间少睡，常服宁心定志。

禹余粮烧赤，醋淬三五遍，别研，一两　蛇黄烧赤，醋淬三遍，锅内烧之，别研，半两　石莲肉一两，梗[④]者，炒去皮秤，末　白龙骨一两，龙齿尤妙，别研　紫石英一两，烧过，别研　代赭石三分，烧过，别研　赤石脂一两，别研　酸枣仁半两，去皮　乳香一分，别研　辰砂一分

---

① 交泰丸：据《普济方》卷二一七补。
② 去：原作"志"，据文义改。
③ 镇补丹：据《普济方》卷十六补。
④ 梗：疑为"硬"之误。

白茯苓半两。自乳香已下三味，后来方合药者，更在裁之

上件为细末，和匀，煮枣肉为丸，如梧桐子大。每服二三十丸，莲心煎汤下，不以时候；或夜不睡，以乳香暖酒服；如不吃酒，炒酸枣仁煎汤下亦得。

宁心丹① 治思虑悲忧伤心，惊悸怔忪，睡卧不宁。

人参一两 茯神一两 朱砂细研 乳香细研 白附子微炮，各半两 雄黄一分 紫石英一分 真珠末一分，细研 桃奴②一分 脑子半钱，细研 麝香一钱，细研 金箔五十片，研入药

上为末，酒煮半夏糊为丸，如鸡头子大，别以金箔为衣。每服一丸，先用灯心汤浸，至睡时磨化，暖水温服。小儿半丸。

紫辰丹③ 治心气不足。

朱砂半两，研 酸枣仁一两，汤浸，去皮炒 乳香半两，研 人参半两 茯苓半两 远志肉一两 天南星半两，炮 入脑子少许

上为细末，炼蜜为丸，如梧桐子大。每服二十粒，人参汤下。

救命丹④ 治心虚气短，神志不宁，或多惊悸，语言颠错。

辰砂一两，有墙壁者，细研 猯猪血四两

上用水一斗，同置于银石器中，用炭火煮至一升，放冷，别用清水荡去猪血令净，渗朱砂干，以桃胶丸如麻子大。每服十丸，用去心麦门冬煎汤下，四五服立效。

定志丸⑤ 治心气不足。

远志一两，去心 天门冬去心 茯苓 麦门冬去心 茯神 龙骨 巴戟 泽泻 辰砂各半两

---

① 宁心丹：据《普济方》卷十八补。
② 桃奴：为蔷薇科植物桃自落的幼果。夏初拣落地的幼果，晒干入药。
③ 紫辰丹：据《普济方》卷十六补。
④ 救命丹：据《普济方》卷十六补。
⑤ 定志丸：据《普济方》卷十六补。

上为细末，炼蜜为丸，如梧桐子大。空心每服二十丸，食后夜卧，麦门冬熟水吞下，人参汤尤妙。

惊气丸① 治忧愁思虑，喜怒不常，或因惊怕而伤心，或因思虑而神损，或心忪恍惚，或手足不仁，身热自汗，腰背引痛，嗜卧少力，举动多惊，饮食无味，及治产后中风，一切惊病。

代赭石一两，醋淬七次 朱砂二钱，别研 麝香半钱 茯苓一两 人参一两，去芦头 白僵蚕半两，微炒 蛇黄一两，火烧，醋滓②七次 铁粉四钱 酸枣仁一两，汤浸去壳 蝎稍一分，去毒用 远志一两，去心 五味子半两

上件各为末，炼蜜为丸，如鸡头大。每服一丸，金银薄荷煎汤嚼下，荆芥汤化下亦得，日进三五服，临卧一服，不拘时候。

返魂丹③ 治伤寒后，余热在心，谵言妄语，甚者癫狂如失心状，但是一切心疾，服之无不克效。

新罗人参一两 朱砂半两 酸枣仁一两，汤浸，去皮取仁，焙干，净秤

上先将人参为末，另研朱砂极细，和之，酸枣仁焙，急研入药，勿罗，獖猪心血丸如桐子大。参汤下二十丸，日三服，后略卧少时。

远志散④ 治心气不足。

白术 白茯苓 人参各三两 朱砂别研，水飞过 川芎 羌活去芦头，各二两 防风一两 当归二两，洗净晒干 白芍药一两 熟干地黄二两 宣粉葛一两 远志肉一两，用生姜自然汁煮数十沸，干

上除朱砂外，并为细末，旋入朱砂研令匀，再罗过。每服二

---

① 惊气丸：据《普济方》卷十六补。

② 滓：疑为"淬"之误。

③ 返魂丹：据《普济方》卷一四〇补。

④ 远志散：据《普济方》卷十六补。

钱，用灯心枣汤或温酒调下，食后临卧服。

镇心丹①　治心气之病，起自忧愁思虑繁多，所以先不足，然后生疾也。

人参洗净，去芦，切　茯神去皮　绵黄芪去芦　当归洗净，去芦　酸枣仁去皮，别研　菖蒲节密者　熟干地黄　柏子仁别研去膏。已上各一两　肉苁蓉半两，洗净　远志半两，去心　五味子半两　朱砂六钱，淘净秤，别研为衣

上为细末，同柏子仁一处和匀，炼蜜为丸，如梧桐子大，朱砂为衣。每服二十丸，用少温酒吞下，或温熟酒汤，临卧食后服。

益智散

十四友丸

滋养丸②　大能助心气，益颜色。

远志二两，去心　人参一两，去芦　白茯苓三两　山药五两　柏子仁二两　石菖蒲半两　熟地黄四两　天门冬三两　麦门冬三两　龙骨一两，别研

上为细末，炼蜜为丸，如梧桐子大。每服三十丸，温酒、盐汤下，食前服。

大莲心散③　治心气不足，白浊遗精等疾。

石莲肉并心，三两　赤茯苓一两　细辛半两　远志一两，并苗，浸去心　桔梗一两，炒　人参半两　甘草三钱，炙　白芷半两　麦门冬一两半　青皮三钱　川芎半两

上为细末，每服二钱，水一盏，生姜三片，枣子一个，煎至七分，空心食前服。

---

①　镇心丹：此方原阙，底本目录作"镇丹"，据《普济方》卷十六引《卫生家宝》"镇心丹"补。

②　滋养丸：据《普济方》卷二二三补。

③　大莲心散：据《普济方》卷十六补。

凉补丸^① 治心经积热，思虑过多，一切漏精白浊等病，久则饮食减少，转成劳伤。此药上凉心膈，下补元阳。

肉苁蓉薄切，用酒浸一日宿，火焙 泽泻切，焙干 石菖蒲 菟丝子酒浸一宿，研烂，焙干 黄芪火炙，细到为末 川楝子细到 山茱萸已上七味各半两 熟干地黄一两，净洗，焙干为末

上为细末，炼蜜丸如梧桐子大。每服三十丸，食前空心盐酒汤下。如五淋疾，用豆淋酒服。

宁心志济经丹^② 治心肾气不足。

朱砂 乳香 没药 白茯苓 白芍药 当归各二两 酸枣仁 远志去心 菖蒲 人参 白茯神各一两 熟地二两

上除朱砂别研外，并为末，同和，炼蜜为丸，如梧桐子大。食后熟水下，忌猪、羊血，每服三十丸。

瑞莲散^③ 治心气白浊。

茯苓二两 莲肉一两，去心 龙骨半两，水飞过

上为末，每服二钱，空心食前白汤点服。

王荆公妙香散^④ 安神秘精，定心气。

茯苓 茯神 远志去心，各五钱 人参 益智去皮 五色龙骨各一两 朱砂一分，研 甘草一分，炙

上为末，每服二钱，空心温酒糊下。

桃仁丸^⑤ 治心肾脾俱虚，水火不相济，少饮多惊，遗溺失精，日渐羸瘦。

---

① 凉补丸：据《普济方》卷十七补。
② 宁心志济经丹：据《普济方》卷三十三补。
③ 瑞莲散：据《普济方》卷十六补。
④ 王荆公妙香散：此方原阙，底本目录作"荆公妙香散"，据《普济方》卷二一七引《卫生家宝》"王荆公妙香散"补。
⑤ 桃仁丸：据《普济方》卷二一七补。

桃仁面炒，去皮、尖并双仁　石菖蒲　茴香　苍术米泔浸一宿，去皮　胡芦巴炒　陈皮去白。以上各一两

上为末，酒糊为丸，如桐子大。每服四十丸，空心温酒、盐汤下。

既济丹① 治水火不济，心有所感，白浊遗精，虚败肾气，虚不摄精髓，入②而不治。若多服热药，遂致日增其病，腿脚无力，日渐赢弱。

天门冬去心　麦门冬去心，焙干　泽泻　桑螵蛸蜜炙　黄连去须　海螵蛸蜜炙　牡蛎煅　龙骨　远志去心　鸡䏶胵炒。以上各一两

上为末，炼蜜为丸，桐子大，朱砂为衣。服三十丸，灯心、枣汤吞下，食前、空心，日三服。

五味子丸③ 补心肾，治白浊。久服行步如少年。

五味子四钱半　续断一钱　山药七钱　人参七钱　菟丝子一钱　白茯苓一钱　山茱萸　柏子仁二钱　川芎一钱　牛膝半两　远志半两　龙骨半两，生用

上为末，炼蜜为丸，如梧桐子大。每服三十丸，盐汤下。

驻精丸④ 镇心安魂，涩肠胃，益气力，止泄泻及夜梦遗，小便白浊。常服养神益力，轻身耐老，除百病。

白龙骨　石莲肉捶碎，和壳用，各等分

上焙为末，酒糊为丸，如桐子大。每服三十丸，米饮、温酒、盐汤任下，空心、日午、晚服。

琥珀丸⑤ 养心肾，滋益气血。大人、室女皆可服之。

---

① 既济丹：据《普济方》卷二一七补。
② 入：疑为"久"之误。
③ 五味子丸：据《普济方》卷三十三补。
④ 驻精丸：据《普济方》卷二一八补。
⑤ 琥珀丸：据《普济方》卷二一八补。

琥珀三分　乳香三分　干熟地黄三两　远志一两一分，去心　白茯苓一两半　附子一两，炮　桂一两一分　人参一两一分　麦门冬一两，去心　当归一两　朱砂一两，研　麝香一分，研　酸枣仁一两，汤浸，去皮　石菖蒲一两一分

上为末，和匀，炼蜜丸如桐子大。每服三十丸，人参汤下，日中、夜卧服。如孕妇，去砂、麝。

仙方既济丹

茯苓丸①　治心肾气虚，神志不守，小便淋涩或不禁，及遗泄白浊。常服轻身延年。

赤茯苓　白茯苓各等分

上为末，以新汲水授洗，澄去新沫，控干，别取地黄汁，同与好酒银石器内熬成膏，搜和为丸，如弹子大。空心盐酒嚼下。

琼方既济丸②　治为事健忘，神志不安，梦寐惊悸，不思饮食，肾水无所滋养，腰重脚弱，行履少力，精神恍惚，小便频数。常服益心气，补丹田，妇人常服有子。

白茯苓　破故纸各一斤

上为细末，酒糊为丸，如梧桐子大。空心食前温米酒饮下四十丸。

---

① 茯苓丸：据《普济方》卷三十三补。
② 琼方既济丸：据《普济方》卷十七补。

卷第二

治诸气疾①

撞气阿魏丸 治五种噎气，九般心痛，痃癖气块，冷气攻刺，及脾胃伤寒，胸满膨胀，腹痛肠鸣，呕吐酸水，丈夫小肠气，妇人血气血刺等疾。

阿魏二钱，醋浸一宿，同以面为糊 胡椒二钱半 甘草一两 缩砂仁半两 肉桂半两，去粗皮 茴香一两，炒香 香白芷半两，炒 川芎一两 青橘皮一两，洗 陈橘皮一两，洗 丁香皮一两，炒 蓬莪术一两，炮 生姜四两，剉作片子，同盐一两淹一宿，炒黑色

上件捣为细末，用阿魏面糊和丸如鸡头大。每药丸一斤，用朱砂七钱为衣。丈夫气痛，炒茴香汤下三粒至五粒。妇人血气，醋汤下。常服，烂嚼，茶、酒任下。

七枣汤 治脾胃虚弱，水谷不分，泄泻无时，脐腹疗②痛，呕逆少力，不思饮食，腹中虚鸣。

厚朴一斤，去皮，姜制 乌头半斤，炮去皮 甘草一两，炙 茴香半斤，炒 益智半两，去皮 缩砂半两，去壳

上为粗末，每服二钱，水二盏，生姜五片，擘破枣七个，煎一盏，去滓温服。

十膈散 治冷、风、气、痰、热、忧、愁、水、食、喜，皆

---

① 疾：原脱，据目录补。
② 疗（jiǎo 绞）：同"疞"，腹中急痛。《广韵·巧韵》："疞，腹中急痛。俗作疗。"

病源也，并因忧、惊、喜、怒中饮食不化①，滞积在胸膈，上喘咳嗽，岁月渐深，心胸噎塞，渐至羸瘦。

人参细判，焙　白茯苓细判，焙　神曲微炒　甘草细判，炒　厚朴削去粗皮，细判，生姜杵和少时，炒　枳壳去穰，细判，用麸②、壳拌和炒，去麸　白术洗净，判细，焙　官桂去粗皮，临时入，不见火　诃子湿纸裹，煨香，去核取皮　陈皮去穰，微炒　白姜炮去皮，洗，判　槟榔细判，焙　木香湿纸裹，煨香，取出细判，焙。已上各等分

上件为细末，每服二钱，入盐少许，沸汤点服。或每服二钱，水一盏，生姜二片，枣子一个，煎至七分服。

九宝汤　和中化痰，快脾胃。

用真厚朴去粗皮秤三两，半夏三两，沸汤泡九次，切成片焙干，作粗末，二味共六两，和作一处；用生姜十二两净洗，和粗皮捣令细，同厚朴、半夏罨一宿，日曝干，却入后药。

甘草一两，炙　桔梗一两，去芦头，切碎，炒金黄色　藿香三两　陈皮三两　人参一两　紫苏叶三两

上为粗末，每服三大钱，水一盏，入紫苏十叶，煎至六分，去滓，不拘时候服。

人参顺气汤　升降阴阳，调顺荣卫。欧阳文忠公常服。

白术五两　白茯苓三两　人参一两半　青皮一两半，米泔浸一时，擦去穰，焙干　青橘皮一两半，去穰，焙干　甘草八钱，炙

修事了，作细末。每服一钱或二钱，沸汤点服。或姜、枣煎大佳，不拘时候。

大缩砂丸　温中顺气，消风痰，利胸膈，及治生冷所伤，心

---

①　并因……不化：此11字《鸡峰普济方》"十膈散"作"并因忧惊冷热不调，又乖将摄，更加喜怒无则，贪嗜饮食，因而不化"。

②　麸：原作"面（麪）"，据文义改。

腹疼痛，泄泻呕逆，暑月多食冷物引饮，不可缺此药。

良姜四两，一方用干黄土炒　缩砂仁二两　南星四两，汤浸洗七遍，切，焙

上同为细末，姜汁煮糊，丸如桐子大。每服十五二十丸，渐至百丸，生姜汤下，不拘时候。

草果厚朴丸　治脾胃虚弱，全不思食，腹痛滑泄，肠胃怯薄，关节不通。此药去湿，厚肠胃，固元脏，大进饮食，充肌肤，去酒毒。

厚朴一两半，削去①粗皮，洗切，水煮数十沸，晒干杵细，以姜等分研细拌和，罨再宿，炒干　陈皮一两，汤浸一日，干秤，不去白　草果子一两，纸裹水浸，炮令香熟，去皮秤　白术半两，洗剉，麸炒　干姜半两，炮　诃黎勒一两，纸裹水湿，煨干取肉秤　桂半两，去粗皮。每一两取半两，净　缩砂仁一两，去壳，汤泡洗，再去膜秤

上为细末，水煮面糊为丸，如桐子大。每服五六十丸，空心食前白汤下。

韩魏王自养丸　益真气，逐风冷，填骨髓，治肌体羸瘦，精神昏倦，减食痞满，呕吐，心腹常痛，腰重腿疼，泄泻无时。

川乌头四两，切作小块，蛤粉炒黄　红椒四两，汤②，去目并合口者　川楝子取肉，三两　舶上茴香四两，炒　牛膝一两，酒浸，去芦　破故纸四两，酒浸妙　巴戟一两半，酒浸　胡芦巴一两半，酒浸　菟丝子二两，酒浸蒸熟，研焙，入众药　附子一两，炮，去皮　山茱四两

上为细末，醋糊为丸，如桐子大。空心盐汤酒下三十丸。

煮朴丸　补气化痰，温脾进食。

好厚朴去皮取四两　附子二两，去皮生用，切作片　陈皮二两，不去

---

①　去：原作"夫"，据《普济方》卷二十三及文义改。

②　汤：此下疑有脱文。

白　川干姜一两，剉　青州大枣去肉，半斤

上件入锅内，用水浸过药二指，煮尽为度，慢火炒干，不得令焦。入

舶上茴香一两，炒　白术一两　白茯苓一两　神曲二两，炒，别为末

上一处为末，用神曲糊为丸，如桐子大。空心食前下一百丸，米饮吞下。

沉香丹　宽中快气，止腹痛，治泄泻。

香附子四两，炒令焦黑色　沉香一两　木香一两　缩砂仁一两　白豆蔻仁一两

上件为细末，炼蜜为丸，如桐子大。每服三十丸，熟水米饮吞下，无时。

八磨汤　治一切气，补一切虚。用水八分，各磨三百下。

附子　沉香　木香　乌药　槟榔　甘草　白术　人参

上等分，入乳钵内磨三百下，入大枣三个，煎去一二分服。

木香散　治脾胃久虚，泄泻不止，脐腹疼痛，虚阳上冲，口中生疮，及妇人产后泻痢。

木香一两　破故纸一两　高良姜　缩砂仁　厚朴生姜汁炒。已上三味各七钱半　赤芍药　陈皮去白　肉桂去粗皮，不见火　白术已上四味各半两　胡椒一分　吴茱萸一分，用汤洗七次　肉豆蔻四枚，面裹煨香　槟榔一枚

上件为细末，每①服三钱，用獖猪肝四两，去筋膜，批为薄片，重又糁药于银石器内，入浆水一碗，醋一茶脚多，盖覆定煮，候肝熟，入盐一钱，葱白三茎细切，生姜一弹子大，再同煮水欲尽，放温，空心为一服。初服微泻不妨，此是逐下冷气，少时

———

① 每：原作"无"，据文义改。

自止。

瑞香散 治五种膈气陷胸，正气进食。

南木香 槟榔面剂裹煨 诃子炮去核 川干姜炮 肉桂去皮，不见火 甘草炙 麦蘖炒 白茯苓 白术炮 人参去芦头 青皮去白 京三棱炮。已上各半两 丁香一分 白扁豆一分，用姜汁炒

上为细末，每服一钱，入炙紫苏，盐汤点服。

团参散 治脾胃虚弱，冷气作疼，妇人心痛。

白术切，焙 缩砂去壳 官桂不见火 高良姜沸汤泡三次，切焙。已上各二两人参一两 甘草四两，炙 草果去皮 诃子炮，捶取肉，去核 舶上茴香炒 桔梗细切，麸炒，各一两 神曲一两半 陈橘皮四两，去穰

上为细末，每服一钱，盐少许，乌梅半个，沸汤点服。

椒曲丸 治脏腑虚滑，止而复作，痼冷积伤久不应。

神曲七两，炒令黄色 干姜一两半，炮 白术二两 肉桂辛辣者，去皮，一两半 吴茱萸一两，炒令紫色 川椒去黑仁，一两，炒了碗盖出汗

上为细末，面糊为丸，如桐子大。每服五十粒，食前米饮下。

桂香丸 气膈、食膈、忧膈、冷膈、热膈，痞塞不通，宿食不消，或霍乱，或心疼，或呕恶泄泻，腹胁气胀，吞酸少食。

桂心 干姜 茯苓 槟榔 甘草炮 人参 细辛 诃子炮，去核秤 枳壳麸炒，去穰 白芍药 白术

上等分为末，炼蜜丸如桐子大。每服二十丸，空心温酒嚼破服。

十顺散 治十种膈气，心胸痞闷，噎塞不通，饮食减少，渐成肿又①恶证。

槟榔半生用半煨 青皮去穰，炒 人参 木香煨 诃子炮，去核 白术炒 白茯苓 京三棱煨 肉桂去粗皮 神曲炒令微黄 甘草炙

---

① 肿又：《普济方》卷二〇四无此 2 字，疑为衍文。

干姜炮　枳壳去穰，麸炒　厚朴去粗皮，以姜汁涂炙三次，各一两

上为末，每服一大钱，水一盏，盐一捻，煎至七分，温服，不拘时候。

胜金散　治男子妇人本脏气，一切冷气、血气、肥气、息贲、痞气、奔豚、伏梁等气疾，抢心切痛不可忍，似板筑定，冷汗喘急，不语欲绝，痛令立止。

天台乌药细剉，酒浸一宿，微炒　茴香炒　青橘皮去白　良姜各一两

上为末，温酒调下二钱，妇人以姜煎童子小便，空心服之。

通膈丸　治阴阳气交结不通，膈塞妨闷，饮食顿减。

枳壳二两，去穰，麸炒　槟榔半两

上为末，入麝香末一字①，炼蜜丸如桐子大。每服二十丸，煎人参茯苓汤下，不拘时候。

膈气丸　治气、食、忧、劳、思虑五噎膈气。

半夏曲　桔梗炒，各二两　肉桂去粗皮　枳壳去穰，各一两半

上为末，姜汁糊丸如桐子大。每服三十丸，姜汤下，食后、临卧服。

桂附丸　治脾胃，进饮食。

香附子　厚朴　陈皮　甘草　苍术　三棱　桂心　肉豆蔻一个，煨　阿魏各半两，别研

上为末，酒糊为丸，如龙眼大。每服一丸，生姜一块，切开作孔，安药在内合定，湿纸裹煨，候热，盐汤嚼下。

快气丸　治脾疼。

---

①　一字：古以"开元通宝"钱币抄取药末，填去钱面四字中的一字之量。

蚌粉四两　木香一钱　丁香一钱　陈皮一两①　豆蔻二个

上蚌粉先以火煅一段②，取出研，用生姜自然汁浸，却焙碾前药，共为细末，炼蜜丸如弹子大。空心、食前一丸，姜盐汤嚼下。

胃风汤　治脾胃久冷，心胁胀满，腹疼肠鸣，不思饮食。

川芎一两　白术一两　人参半两　白茯苓半两　五味子一两　诃子二个，湿纸裹，煨　诃黎勒三个，同前法　槟榔二个　官桂半两，去皮　川干姜半两，油涂炙　陈皮一两，去白　薏苡仁一两　神曲半两　麦蘖半两　甘草半两　附子一个，炮裂，去皮、尖，切作片子

上为细末，每服二钱，水一盏，枣子一个，煎至七分，温服。

顺气汤　治咳逆神验，亦治久痢。

丁香四十九粒　柿蒂二七个

上用水一碗，同煎至半碗，温服一盏，立效。如未住，再服。

菖蒲丸　治暴卒心痛不可忍。

石菖蒲一两　良姜半两

为末，醋糊为丸，绿豆大。每服二十丸，菖蒲汤下。

强中丸　治茶积冷气。

良姜一两，细切　干姜一两，灰炒，净拭　青橘皮一两，去穰　陈皮一两，去白　半夏二两

上为细末，面糊为丸，桐子大。空心盐汤下三十丸。

罄脾丸　正脾气虚弱，四肢倦乏，面色萎黄，饮食减少。常服补气，益脾元，实脏腑，长肌肉，驻颜色，令百病不生。

陈皮四两，去穰，别为末　白面一两半　青盐四两　南木香一两，不见火　益智肉一两　青皮一两，去白，焙干秤　京三棱一两，炮　蓬莪术一两，炮　粉草一两　茴香一两，拣去枝梗

四八

---

① 一两：《普济方》卷二十作"二两"。

② 段：《普济方》卷二十作"次"。

上件先将青盐细研，同陈橘皮末以水调作稀糊，慢火上煎，搅数沸，次入白面，熬成膏，和前件药捣千下，丸如梧桐子大。每服三四十丸，食前盐汤、温暖酒、米饮任吞下。

正脾散 调脾养胃顺气，治倦怠腹痛，近①饮食。此药大治酒后数圊如痢，气泻脾疼等疾，不可具述。凡岭外瘴疟，若能空腹一服，永无所苦。

紧实大苍术一斤，米泔浸一宿，去皮薄切，焙干秤 粉草二两 南木香一两，不见火 桂心一两，去粗皮，不见火 吴白芷一两 荆南茴香一两 粉姜一两 益智仁一两 陈橘皮二两，去穰

上为细末，每服一大钱，水一中盏，紫苏二叶，或枣子一个，同煎至七分，入盐少许，通口吃，食前日三服。如大便壅秘，则食后时以青木香丸服，得脏腑气快为妙。

实脾散 治脾元虚，浮肿实，状如水气。

大附子一个，炮，去皮、脐 草果子 干姜各二两 甘草一两，炙 大腹连皮，六个 木瓜一个，生，去穰，切片

上用水于砂器内同煮一半，劈开干姜，心内不白为度，不得全令水干，恐近底焦，却取出到焙为度②。每日空心、日午得汤点服，每服二钱。

苏脾散 治脾胃虚弱，冷食所伤，胸膈不快。

良姜三钱 缩砂一两，去壳 陈皮八钱，去生白 白术半两 甘草一两 草果半两，去壳 京三棱半两 苍术半两

上为细末，每服二钱，入盐点服。如加姜、枣煎亦佳。

如神汤 治一切气，及积聚癥块，诸药不能愈者。

京三棱二两，煨 蓬莪术二两，炮 甘草二两，炙 陈橘皮四两，

---

① 近：《普济方》卷二十作"进"，义长。
② 度：疑为"末"之误。

取红秤　益智仁二两

上为末，每服一钱，入盐点服，不拘时候。

经进乌头丸　治①五脏诸疾，腹内积聚，多年气块，大如碗，小如盏，或冷气攻刺，脐②腹搅痛，十③种水病，反胃呕逆，五淋五痔，九种心疼，一切腹痛，诸风瘫痪、顽痹、伤折内损，天阴多痛，或妇人无子，断续多年，或小儿惊痫④，手足烦热。能除膏肓之疾。

川乌炮，去皮、尖，二两半　黄连去须　肉桂取心　干姜炮　川椒炒，去目　远志去⑤心　人参　石菖蒲　桔梗　白茯苓　吴茱萸洗，焙　厚朴姜汁制⑥　紫菀洗，焙　柴胡去苗　防风去尾　巴豆去皮、膜、心，出油，研　杏仁去皮、尖，研　甘草炙　猪牙皂角炙，去黑皮。已上各半两

上为细末，炼蜜为丸，如绿豆大。每服三丸，空心或临卧酒送下，渐加至五丸，功效不可具述。

如意丸　治积化气。

黄连　青皮　川乌　枳壳　巴豆十粒，去壳、油、心、膜尽　干姜　蓬莪术　陈皮各一两

上为细末，煮薄糊为丸，如绿豆大。常服三五丸，茶清下，食后、夜卧服。孕妇不可服，汤使如后。

妇人血气，艾醋汤下；酒积，炒姜酒下；黄肿，淡姜汤下；脏腑不快，茶清下；冷食伤，姜汤下；小肠气，炒茴香酒下；小

---

① 治：原作“泊”，据文义及《普济方》卷二五六改。
② 脐：原作“腑”，据《普济方》卷二五六改。
③ 十：原作“一”，据文义及《普济方》卷二五六改。
④ 痫：原作“瘤”，据《普济方》卷二五六改。
⑤ 去：原作“取”，据文义及《普济方》卷二五六改。
⑥ 姜汁制：原脱，据《普济方》卷二五六补。

儿疳，饭汤下一两丸。

脾积丸　治癥块、食积、茶伤，饮食减少，百物所伤。常服消停饮，取滞气。

陈仓米半升，省净拣，用巴豆十粒同炒令赤，去巴豆不用　入陈皮一两，水洗净，略炒　青皮一两，同上

上为细末，陈好醋打面糊丸，如绿豆大。每服五七丸，食后姜汤吞下。

治心气痛，**玄胡索散**。

玄胡索一两，微火上炒令香

上为细末，每服二钱，用猪血温服，更用煮血汁送下，神效。

牵牛丸①　治气筑奔冲不可忍。

黑牵牛半两，纸箱内或银石器中炒黄色　槟榔一分，剉

上为末，每服一大钱，浓煎紫苏生姜汤调下。

三棱汤　和脾胃，消积滞，快膈化痰进食。亦治心腹暴疼。

京三棱四两　蓬莪术四两，二味先洗过，水五升，煎半日，取出切片子，焙干　益智仁二两　青皮半两，汤浸去穰，焙干秤　甘草二两，炙　陈皮汤浸，去白、穰，焙干秤，半两

上为末，每服三钱，入盐点服。或用水一盏，姜三片，枣一枚，煎至七分服。

分气丸　治一切冷热相搏而成气疾，时作团块冲心搀腹，或发或止，发即欲死，痛不可忍。

附子一个，炮，去皮、脐　舶上茴香半两　香白芷半两　胡椒半两　吴茱萸一分，炒　大黄一分，煨熟

上为末，以糯米糊丸，桐子大。每服二十丸，空心面东温水下。

---

①　丸：据后文剂型及用法，疑为"散"或"汤"之误。

蓬莪术散 治一切冷气抢心切痛，发即欲死。

蓬莪术二两，酽醋久煮　木香一两，煨

上为末，每服半钱，淡醋汤下。如久患心腹痛，时复发动者，此药可绝根。

治心痛将死，他药不治者，**漆香汤**。

干漆略炒

上为末，每服一钱，用水一盏，同煎至半盏，次入醋半盏调匀，顿服之。

青皮散 治五膈气，胸膈痞闷如板。

青皮汤浸，去穰秤，一两　巴豆四十九粒，连壳

上二味同炒，闻①巴豆作声，去巴豆不用，取青皮为末。每服二钱，用丁香四十九粒，煎汤调下，甚者不过二服，验。

黄散子 大理气不顺，膈满喘急，不思饮食；大解伤寒胀满，顺气。阴证不可服。

槟榔半两　桂一两　大黄半两，煨　木香一两　益智二两　茴香二两　郁金一两　川芎二两　天仙藤二两　陈皮二两　紫苏二两　麦蘖二两，炒　牵牛一两　当归一两　羌活一两　萝卜子二两，淘洗，别研

上为末，每服二钱，木瓜紫苏汤调下。或伤寒时疾，用水一盏，木瓜、紫苏、姜、枣同煎八②分，热③服。

和中丸 治胸膈闷，噎气不通，心腹坚痛。

藿香叶去土　白术　白茯苓　半夏汤泡七遍，各三两　人参　丁香各二两橘皮四两，去穰净省　木香一两　巴豆一两，同橘皮炒烟出，密

---

① 闻：原作"开（開）"，据文义改。
② 八：原脱，据《普济方》卷一八三"黄散子"补。
③ 热：原作"熟"，据《普济方》卷一八三"黄散子"改。

盖不得出气，候冷，去巴豆，将橘皮并前药同碾作细末

上件用生姜自然汁打面糊为丸，如绿豆大。每服二三十丸，食后米饮汤下。

乌药散 治伤脾、伤暑、伤气、伤冷，吐利泄泻，恶心，寒热头疼，体重倦怠，不思饮食，荣卫不顺，肢节不和诸证，不论冷热百病，先进三两服，大人、小儿、孕妇、室女皆可服。

乌药六两半，去心，切片子 白芷六两 白术二两半 苍术三两，米泔浸一宿，切片子 甘草六两半，炙 青橘皮六两，去穰

上件六味焙干，碾为细末，炒过尤妙，共重三十两半。每服二钱，生姜二片，枣一枚，水八分盏，煎至五六分，不计时候。沸汤、酒点服亦得①。

麻黄散 治胁下风气作块，寒疝则连小腹痛揍心，其积属肝左右胁下，故病发则右边手足头面昏痛，不思食，指头痛。

干葛一两 麻黄三分，去根、节 侧子一个，炮，去皮、尖 川芎防风 枳实 芍药 桂心 羌活 甘草炙 当归各四钱

上为粗末，每服四钱，水一盏半，生姜三片，同煎至七分，去滓，通口服，日三服。有汗避风。

葛根汤 治胁肋下痛，不美饮食。

葛根半两 桔梗 防风 枳壳 白芍药 甘草炙 诃子炮，去核 川芎 白术各一两

上为粗末，每服四钱，水一盏半，姜、枣同煎至七分，去滓温服，日三四服。

温中分气丸 治三焦气不升降，胸腹满闷。

天南星一两 半夏一两 香附子二两，二味用姜汁半盏，米醋半盏，

---

① 每服二钱……亦得：此 31 字原置于"室妇皆可服"后，据文例乙正。

水一盏，同煮干　青皮不去白　陈皮不去白　良姜　干姜四味各一分，用酒半盏，水一盏，同煮干　白术半两　茯苓半两　木香一分

上各为细末，酒煮糊为丸，如梧桐子大。每服三十丸，汤、饮任下，不拘时候。

宽中丸　治十膈五噎，滞满不通。常服宽胸膈，化冷。

三棱一两　蓬术一两　缩砂仁炒　青皮去白　沉香　陈皮去白
香附子胡椒已上各半两

上各为细末，醋糊丸如梧桐子大。每服十五丸，紫苏、生姜汤下，食后。

挝胃汤　治一切冷气，胸膈胀闷，脾胃虚弱，不思饮①食。

良姜一两，水浸软，切作片子，用麻油炒令深黄色，取出　甘草三两，与良姜及盐同炒黄色为度。须先剉秤，盐三两，与良姜、甘草同炒　茴香二两，炒

上为细末，每服二钱，沸汤调服。

平胃煮散　宽中利膈，消酒进食，快脾胃，止呕逆、霍乱吐泻；辟四时恶气、时气、岚瘴诸病；或酒食后，尤宜进之。此药疗疾有异效，不可具述。

苍术四两，洗净，剉细作片子，先以米泔浸一宿了，漉出后用清②水浸一宿，漉出，焙干，或日干用　白术二两　厚朴去粗皮了，取四两，先以姜自然汁浸一宿，火上炙令香，剉细　橘皮去白了，取二两　枣四两，剉碎
生姜四两，切作片　甘草二两，剉作半寸许

上件依数修了，以瓷锅或铫或瓶，入药在内，以水淹浸约二三寸许，文武火煮，乃不紧不慢火候，煮药伺干，将出火焙燥，碾罗为细末。每服二钱，水一盏，入生姜二片，枣一枚，同煎至

---

① 饮：原脱，据《普济方》卷一八四补。
② 清：原作"滴"，据《普济方》卷二十二改。

八分服，白水煎亦得，或沸汤点服，并宜早晨常进一服。

进食丸 治脾胃久虚，饮食减少，肠滑或痢，肢体乏力，精神痿劣，并宜服之。

白豆蔻仁一分 厚朴半两，去粗皮 丁香一分 木香一分 荜澄茄一分 良姜半两，微炒 五味子一分 生姜二两，去皮，切作小块子

上件以先前药味碾为粗末，入切生姜，同再拌碾，或杵成膏，取出，入密器内罨一宿，次日取出焙干，碾为细末，煮粟稠粥为丸，梧桐子大。每服三五十丸，煎生姜、橘皮汤或米饮下，早晚食前服之，日进三服。

桔梗汤 治中上焦不和，气道隘塞，水饮不利。杨吉老传。

前胡去芦 赤茯苓 人参去芦 枳壳去穰，炙 甘草炙。已上各一两 半夏切作片子，姜汁浸两宿，焙 桔梗去芦 陈橘皮去白。已上各半两

上为粗末，每服二钱，水一大盏，生姜五片，煎至六分，去滓，带热服，日二三服①，不以时。

治积聚

回生丹 治一切积聚。此药取脐腹上下左右、胁下、心下②久积三五十年气块、食块、血块，大如盏碗，或如数个球③子④。

乳香 光明硇砂生 釜煤 没药与乳香同作细块，于火上炒，致于通风处吹水银 礞石 轻粉已上各一钱 巴豆十四粒，去壳并心、膜，出油，五分

---

① 服：原脱，据《普济方》卷二十三"桔梗汤"补。

② 下：原脱，据《普济方》卷一六九"回生丹"补。

③ 球：原作"裘"，据文义及《普济方》卷一六九"回生丹"改。

④ 此药取……球子：此35字原置于"取下恶物"前，据《普济方》卷一六九"回生丹"乙正。

上同研，不见水银，蒸枣肉丸如桐子大，朱砂为衣，晒干，入干姜末内收。临时针钻一眼，别以生姜三片，葱白二寸，皂角一寸，不捶破，三味同煎汤，放冷，入醋少许，吞下一粒，五更初不效，以热粥投之。取下恶物为效，别以和气药补之。

硇砂丸 治一切积聚，痰饮心痛，气块食积，面黄肌瘦。

硇砂 京三棱煨，别末 干姜炮 香白芷 巴豆去心、膜，出油，各半两 大黄炮，别用 干漆炒烟尽，各一两 木香煨 青皮 胡椒各一分 槟榔煨 肉豆蔻各三个①

上为末，酽醋二胜②，煎巴豆五七沸，后下三棱、大黄末，同煎五七沸，入硇砂，同煎成稀膏，稀稠得所，便入众药和匀，杵丸如绿豆大。年深气块生姜汤下，赤痢甘草汤下，血痢当归汤下，三丸。

礞石散 取一切积，不问虚实、冷热、酒食、远年日近，无所不疗。

青礞石二两，研 滑石一两，研 青黛半两 轻粉二钱

上同碾匀，每服一钱，面汤调下，急以水漱口。未服药前一日，先吃淡粥，至晚服③药，候次日晚未动，再服半钱，取下恶物，更以淡粥将息三两日，如是无积，药随大便下，并无所损，次忌口将息。

太一神明再造感应丸 治一切沉积。

肉豆蔻二两 木香一两 荜澄茄一两 川面姜二两，炮 京三棱一两，炮 百草霜二两，研 巴豆一百粒，去皮并心、膜，别研去油 丁香一两 杏仁一百粒，去皮、尖，别研 麻油一两 酒腊四两

---

① 三个：《普济本事方》卷三"硇砂丸"作"一个"。
② 胜：通"升"。《商君书·赏刑》："赞茅、岐周之粟，以赏天下之人，不人得一胜。"俞樾《诸子评议·商子》："胜，读为升，古字通用。"
③ 服：原作"腹"，据文义改。

上除巴豆、杏仁外，并为细末，次下巴豆、杏仁等和匀，先将油煎蜡令熔，次药在内和，或剂入臼中，杵千下，旋丸如绿豆大。每服三五粒，熟水下。此药近世盛行，有数方，唯此方乃太一神明再造，功效神异。

蜡丸儿 治一切年深日近积毒。

巴豆百二十粒，去皮并心、膜，研细　腻粉一两　金箔十片，研
朱砂二钱，研　黄蜡半两

上熔黄蜡，丸如梧桐子大。房色伤风、肾藏风、远年日近积滞气块、劳病、水气，同用腻粉挑半字丸置喉中，次以药三丸，用温米饮吞下，急以水漱口，恐腻粉损齿。如伤毒药，用生姜酒下一丸，病浅者一宿，二三十年者三五日方取下。如取下，复收其药，洗而再用尤佳。如体弱人服之，即进食倍常。

治一切脾疼

正脾丸 治脾疼经久，诸药不效者。

大草果子一个，钻七孔，入丁香七粒，用面裹。以巴豆七粒，分十四片，贴在面外，再以面裹，煨焦赤，去面与巴豆不用，取草果子、丁香为末，枣肉为丸，如绿豆大。每服十丸，淡姜汤下，不拘时候。

神效心脾疼，**香椒散**。

木香半两　胡椒半两　蓬莪术半两，湿纸裹，煅

上为细末，每服一二钱，热酒调下，如不能饮酒，米饮调下。治三二十年心痛，立瘥。

治积年脾疼不可忍者，**克效散**。

良姜四两，剉，用巴豆一两，打破去壳，同炒转色，去豆不用

上以良姜一味为末，每服二钱，热盐汤调下。

治心脾疼，**二圣散**。

虢丹　大蒜

上虢丹不以多少，用银、砂石器中炒令紫，急取出，安顿地上出火毒，却用大蒜研碎，拌虢丹，二味拌令得所，丸如绿豆大，须是端午日合。每服七丸，男子石菖蒲汤下，妇人用醋汤下。

神应散　治男子妇人远年日近九种心气脾疼。

石菖蒲一两　蓬莪半两　良姜一两

上为细末，每服一大钱，发时用无灰热酒调下。

安神散　治九种心气脾疼。

五灵脂一两　百草霜一两　干漆一两，杵研，炒令烟尽

上为末，每服一大钱，淡醋汤调下。

治脾痛，**温中丸**。

大枣七个，每个纳胡椒三粒、核桃肉一片，用湿纸包，火煨候香，即去纸、枣皮，以麝香汤啮下，一二服瘥。

治翻胃

茱萸礜石丸　治年深膈气，翻胃吐逆，饮食之物至晚皆吐出，悉不消化；膈上常有痰涎，时时吐逆，胸中多酸水，吐清水无时，夜吐辄至晓，日渐羸瘦，腹中痛楚，时复冷滑，或即秘结，并主之。

胡椒　人参　礜石用盐泥固济，文火养三日，次用猛火煅通赤，去火毒，研令无声。已上各半两　茱萸三分，瓦上焙，出油　半夏半两，用生姜四两取汁，同井水煮，存二分白心，研为膏，和药　甘草半两，一半生，一半纸裹五七重，醋浸，慢火煨干，又浸又煨，如此七次

上用半夏膏子丸桐子大。每服七丸，煎桑柳枝汤下，日三服，银器煎。

丁附散　治翻胃，一切吐呕。

生附子一个，要重一两已上　生姜自然汁六两，分三处

上将附子不去皮、脐，破作两片，先用姜汁二两，煮附子干；又破附子作四片，再用姜汁二两煮干；又破附子作八片，用姜汁二两煮干，细切焙干，入丁香一分，同为细末。每服一钱，沸汤点服。

治热翻胃吐食，**清膈散**。

蝉蜕五十个，去尽土用　滑石一两

上为末，水半盏，调药一钱，煎去水，用蜜一匙调下，不拘时候。

治翻胃呕吐，**黄附丸**。

附子炮，去皮、脐、尖

上为末，糊丸如梧桐子大，以大黄为衣。每服十丸，温水下。

竹叶汤　治热吐翻胃，及伤寒遍身发热，冷吐，亦宜服之。

竹叶半斤　白茯苓一两，剉　真珠小半夏一两，洗　生姜四两，切

上以水十碗，煎一碗，去滓温服，不计时候，每服一盏，连①服亦可。

附子散　治冷吐翻胃，及吃食移时即吐，缘水胜火，火复还脾，脾不能受则吐。

附子一个，重七钱者，周回钻眼，用丁香插眼内，以生面裹，慢火中炮令焦熟，去面不用

上将丁香、附子为末，用猪脊肉切作片子，火上炙熟，蘸药末，温嚼下，空心顿吃十数斤，用姜盐汤漱口。

结肠止吐方②　治结肠翻胃，朝食夜吐，夜食③朝吐，食羊生法。

卷第二

五九

---

①　连：原脱，据《普济方》卷三十六补。

②　结肠止吐方：此方名原脱，据目录补。

③　夜食：原脱，据文义及《普济方》卷三十六补。

羊肉去脂膜，细切作生，以好酽醋、蒜、韭，空腹任意食之。

止翻胃鸡子法①　治翻胃，饮食不进，食鸡子法。

附子一个，炮，去皮、脐　鸡子三个

上先将附子为粗末，同水二碗，煮鸡子，水尽为度，然后取鸡子，温水洗去壳，令病者旋食之。

入药煮乌鸡法②　治结肠反胃，饮食入腹，经宿则吐，食粒不化者，是此证，食乌鸡法。

天南星三个，极大者，切作片子

上用纯乌鸡一只，去肠脏并毛，入南星在内，以绳缚定，用红酒三升，煮干为度，去南星不用，取鸡食之，以人参末半两，调温酒送下，次用糯粟米粥压之，然后以平胃散多加姜、枣煎，调治即瘥。

治膈气翻胃，不进饮食，**硫黄丸**。

醋衣半两，干者　拣丁香半两　木香半两　石菖蒲半两　青皮半两，去白　硫黄半两，研

上为末，酒糊丸弹子大。每服一丸，细嚼，米饮下，后用煨鲫鱼米醋蘸食之，次以油饼压下。

治翻胃，**黑白附子丸**。

白附子　黑附子炮，去皮　白术　白茯苓

上各等分为末，面糊为丸，如梧桐子大，蚌粉为衣。每服三十丸，用麻油于手心内磨动，次滴水和油吞下，少时便吃粥小碗，即吐。吐止，可服补胃药，随老少，神效。

人参竹茹汤　治一切吐逆，及治伤寒、中暑等吐如神。

人参一两　橘皮一两，去白　半夏一两，汤洗七次　甘草半两　竹

---

① 止翻胃鸡子法：此方名原脱，据目录补。
② 入药煮乌鸡法：此方名原脱，据目录补。

茹新，一两，青者

上为呚咀，每四钱重，水二盏，入生姜十片，煎至七分，去滓，通口服，无时。

白术丸 治冷气呕吐，心腹疼痛。

白术一两　缩砂仁二两，不见火　干姜一两　丁香半两，不见火　白豆蔻半两，去壳，不见火　甘草一两，炙　香附子一两，去毛、皮

上为末，炼蜜为丸，每两六丸。每服一丸，米饮、姜汤、酒任下。

助胃膏 治脾胃不和，进饮食。

人参半两　白茯苓半两　白术半两　甘草半两　丁香半两　木香三钱　肉豆蔻十四个　干山药一两　缩砂仁四十五个

上为细末，炼蜜为丸，如弹子大。每服一丸，白汤下。

丁香散止呕。

丁香十四枚，冷呕甚者，用二十一枚　北枣十个　灯心十四茎　糯米一匙许，净洗

用水一盏，煎至八分，空心食前服，累试有效。

治水气

神授万金丹 治十种水气，逐阴回阳，扶危正命。凡足膝微肿，上气喘满，腹胀，小便不利，便是水气证，速服此药，取全效耳。此药神功，与一切取水药不同。

蛇黄大而圆者三两，新铁铫内火炭一秤①煅通赤，急投入酽醋二升在内，候冷取出，研至无声，即含石②　针砂五两，水淘极净，控干，入生铁

---

① 秤：古代重量单位。十五斤为一秤。
② 含石：原脱，据《医方类聚》卷一二七引《澹寮方》"神授万金丹"补。

铫内，同禹余粮一处，酽米醋二升同熬，醋干为度，用炭一秤煅红，倾在净砖上候冷，一处研令无声方止　禹余粮五两，同针砂煮，煅

以上三物为主，量人虚实入药。凡治水，多用冷药，此非甘遂、芫花、葶苈、干漆之比，虽老人、虚人皆可服。次入后药：

羌活　木香煨　白茯苓　牛膝去苗，酒浸一宿　川芎　茴香炒　干姜炮　肉豆蔻炮　青皮　蓬莪术煨　桂心去粗皮　白蒺藜炒，去刺①用　京三棱煨　附子炮，去皮、尖　当归酒浸一宿，去芦头　陈皮已上各半两

上十九味，为细末，汤泡蒸饼，握去水，和药捣匀，丸如梧桐子大。每空心温酒、白汤下三十丸至五十丸。忌盐三个月，水气去尽，旦以醋少许，调和饮食。此药不动脏府，只于小便内旋去水，仍倍进饮食。病除后，一日两服。此神方也，忌鱼并房事半年。

化铁丸　治诸气蛊、食蛊，腹肚肿胀，紧急如鼓，妨闷气促，不能坐卧，饮食顿减，手足干瘦，累治不效者，服之即差。兼治翻胃，神验。

五灵脂去砂石，拣净者　陈橘皮不去白，拣真者　青橘皮不去白，拣真，各一两　陈糯米拣净者，一合②　巴豆三十五粒，去壳并心、膜

上各剉碎，用慢火先炒五灵脂香透，次下青皮，候变色，又下陈皮，亦变赤色，却下糯米、巴豆在内同炒，唯要糯米色黄赤，取出，以纸摊净地上，出火气，拣去巴豆不用，或只留三五粒在内亦得，为细末，用好酸米醋浸蒸饼为丸，如绿豆大。每服十五丸至二十丸，煎葱汤或茶汤下，妇人醋汤或艾汤下。

枳壳散　治久患五膈，气积噎塞，气血结滞，腹胀成蛊，身

---

① 刺：原脱，据文义及前文"药件修制总例"补。
② 合：此上原有"省"字，据《杂病广要》引《卫生家宝》"化铁丸"删。

瘦面黄，肚急如鼓。兼治脾积、食蛊。

厚朴一斤去皮，同大黄二两，生姜四两，枣五十个，川乌一两，以水煮，枣烂为度，只用厚朴　枳壳麸炒，去穰

上为末，每厚朴八钱，枳壳二钱，入定粉三钱，腻粉二钱，同碾令匀，每服半钱，热米饮调下，日进三服，不计时候。三日取效，重者不过五日，逐下恶物瘀血为应，次以和脾胃药补之。

木香丸　治气蛊腹胀。

木香　槟榔　陈皮　商陆　木通各半两

上为末，面糊丸如梧桐子大。每服十丸，米饮下。

胡椒丸　治十种水气，脚肿腹胀，上气喘满。

胡椒二百粒，生用　巴豆十粒，去皮并心、膜，用竹纸数重裹，墨去油尽为度，频换纸

上二味同碾为细末，醋糊丸如绿豆大。每服一丸，淡姜汤下，食后服，实者日二服，虚者一服，小便频数为效。服一月不妨，忌面并盐物淹藏，大忌热面。

宣气丸①　治浮肿。

厚朴姜汁制，不可大湿，却用巴豆二十八粒，轻手击破，同厚朴四两炒朴干，去豆用之　园头萝卜子一两　羌活一两　藿香半两　木香一两半，生用，半两同萝卜子、全蝎十四个炒，全蝎②止择七个全者用

上为末，用蒜磨水打糊为丸，如绿豆大。每服三十丸，用灯心、枣汤下，用木通汤下亦得，不拘时候。

治心腹膨胀，坐卧不安，状如水鼓之候，**三棱丸**。

京三棱二两　蓬莪术三两，二味作块，好醋三升，煮干为度　川黄

---

①　宣气丸：原作"胡椒宣气丸"，考该方组成无胡椒，据目录删。

②　一两……全蝎：此19字《普济方》卷一九二"胡椒宣气丸"作"一两生用，一两同萝卜子十四个炒"。

连一两　陈皮一两，去白　巴豆四十九粒，去壳、油

上为细末，酒糊为丸，如梧桐子大。空心三丸，加至十丸，樟柳根煎汤吞下，一日进三服。大忌盐六十日，并生冷、豆腐诸般毒物。吃半月日，方退肿。

治水肿如鼓灸法

用大蒜切作钱片，安脐心，次用甘遂为末，同作艾柱，灸蒜上，热即易之。每日频灸，其水自下。忌一切毒物并盐一年。

治泻痢霍乱附

水煮木香丸　治肠胃虚弱，暴泻，或痢脓血，里急后重，腹内疼痛。

罂粟壳二十二两，取一十六两　木香二两八钱　诃子一十两，取六两　当归六两六钱，取四两八钱　白芍药八两，取六两　甘草二两八钱，取二两四钱　陈橘皮二两八钱，取二两三钱　青皮二两八钱，取二两三钱　干姜二两八钱，取二两三钱　蜜七十两，取六十两

上各取细末，炼蜜为丸，每一两半分作十粒。每服一丸，水一盏，煮散药，空心服。

治泻痢绝白者，**姜粟散**

罂粟壳四两，去梗，蜜水炒令黄色　干姜一两，炮　甘草一两，炙陈皮一两，去穰，焙

上为细末，每服二大钱，水一盏半，煎一盏，空心温服。

神功饮　治泻痢，赤多白少者。

罂粟壳十四个，一半生用，一半蜜炙　甘草三寸，半生半炙　生姜一块，半生半煨　橘皮一两，半生半炒　黑豆百二十粒，半生半炒

上用水二碗，煎至一碗，去滓，分作二服，空心食前。又次日五更，将滓以水一碗，重煎至七分服。

延寿饮子　治远年日近赤白泻痢。

木香一两　黄芪四两，蜜涂火炙　御米壳八两　甘草二两　当归二两　青皮二两　诃子四两

上各为粗末，每服三钱，水一盏半，煎至一盏，去滓热服。忌生冷、鸡鸭、油腻等物。

治白痢，**实肠散**。

肉豆蔻一个①一钱，炮　诃子一钱，炮　当归一钱　龙骨一钱　厚朴一钱，姜汁制　陈皮二钱，去白　甘草炙，一钱

上并为细末，每服二钱，陈米汤调下。

肉豆蔻散　治脾胃虚滑，泄泻不止，下痢赤白，无药可治者。

肉豆蔻切作片子，炒黄色　罂粟壳捣碎，用蜜拌匀，炒黑黄　甘草切碎，炒黄黑色　干生姜切细，炒黄黑色

上各等分为末，每服五钱。水泻用米饮调下；白痢加煨生姜一块同煎，用水二大碗，煎至一盏半，通口服，不计时候。

治痢赤白，**木瓜散**。

木瓜　车前子　罂粟壳各等分

上为细末，每服二钱，米饮调下。

顶礼散　治阴阳相搏，真气失守，上盛下寒，便痢不禁，先宜固住肠胃。

草果子一分　白术半两　白茯苓半两　诃子一分　陈皮一分　木香一分，湿纸裹，煨　白扁豆生姜自然汁煮，去皮炒，一分　罂粟壳蜜蘸，慢火炙七次，一钱半

上同为末，每服五钱，浓煎粟米饮一大盏，同药煎至七分，空心温服。

育肠丸　治远近一切赤白痢，实肠胃，进饮食。

当归一两　肉豆蔻半两　诃子半两，炮，去核　黄连一分，去须

---

① 一个：《普济方》卷二一二"实肠散"无此2字。

乌梅肉一分　川芎一分　罂粟半两，炒黑黄色，用壳

上为末，炼蜜丸绿豆大。每服十五丸，陈米饮下。

二灵散　治赤白杂痢困重。

益母草暴①干　陈盐梅多年者，烧存性

上等分为末，每服三钱，白痢干姜汤下，赤痢甘草汤下，连服。

百岁丸　治一切恶痢，杂下赤白，及休息等痢。

漏蓝子一个，大者　阿胶半两　木香半两　黄连半两　罂粟壳半两　乳香少许，别研

上除乳香外，将其余五味剉成小块，炒令焦黑色②，存半③性，不令烟绝，为末，入乳香和匀，面糊丸如梧桐子大。每服一岁一丸，十岁十丸，已上随岁数服之，米饮下，不拘时候。

如神散　治肠胃气虚，冷热不调，下痢赤白，状如鱼脑，里急后重，立有神效。

白芍药　川当归　吴茱萸炒　黄连炒赤色

上等分为末，每服二钱，空心、食前米饮下，日三服，立瘥。

戊己散　治肠胃虚滑，下痢无度，脓血相杂。

甘草　黄连炒赤色　茱萸炒　木香煨　罂粟壳烧黑存性　乌梅去核　赤芍药

上等分为末，每服二钱，空心米饮下。

治上吐下泻不止，**豆椒散**。兼治中暑暴下。又一方，用胡椒七粒，绿豆二十一粒，浓煎木瓜汤，令温调下。

胡椒一百粒　绿豆一百粒

---

① 暴（pù 瀑）：晒。后作"曝"。

② 色：原作"包"，据《普济方》卷二一〇改。

③ 半：《普济方》卷二一〇引《卫生宝鉴》"百岁丸"无此字。

上为末，每服一钱，温盐木瓜汤调下。

姜连丸　治暴泻不止及赤白痢。

干姜炮　黄连去须　赤石脂　白矾　龙骨

上等分为末，粟粥丸梧桐子大。每服三丸，温米饮下，日三五服，不拘时候。

曲荗丸　治脾胃中风湿，脏腑泄滑。

芎荗　神曲炒　白术　附子炮，去皮、脐、尖

上等分为末，糊丸如梧桐子大。每服三五丸，空心米饮下。

陈曲丸　磨积，止泄痢，治心腹冷痛。

陈曲一两半，炒　干姜炮　官桂　白术　当归　厚朴　人参甘草炙，各半两

上为末，炼蜜丸如梧桐子大。每服三十丸，酒或淡醋汤下，空心、食前，日二服。

神应丸　治禁口痢，饮食全不进，痢下无时。

罂粟壳半两　乳香四钱　木香半两，煨　槟榔五个，煨　肉豆蔻一分，面裹煨

上为末，炼蜜丸如梧桐子大。大人二十丸，小儿十丸，煎罂粟汤下。

猪脏丸　治元脏久冷，滑泄不止，饮食不进，渐至危困。

硫黄二两，为末　猪脏①一斤，净洗，入硫黄在内，以线缚两头，用米醋五升，入瓷瓶，以盐泥固济，用炭火一秤煅，候醋干为度，取出，入后药　吴茱萸二两，炒　厚朴一斤，去皮，姜炒

上为末，先研脏令细，次入药末，一处同研匀，丸如梧桐子大。每服二十丸，空心盐汤下。

四味阿胶丸　治热痢纯赤。

---

① 猪脏：猪大肠。

赤芍药四两　阿胶一两，炒　黄连三两　茯苓二两，去皮

上除阿胶外，三味为末，用醋先熬阿胶化，看稀稠，和前药丸如梧桐子大。每服十五丸，米饮下。

犀角丸　治下痢，其血瘀黑，或如豚肝，五内切痛。此或因素服五石汤丸，攻伤五脏，阴气将绝，如蛊毒之状。

犀角屑半两　茜根　青黛　黄连各一两

上为末，面糊丸如梧桐子大。每服十五丸，米饮下。

治营卫俱虚，脏腑不调，泄泻不止，下痢赤白，日夜无度，腹内疠痛，饮食不进，**香参散**。

陈皮一两，去白　木香煨　人参　当归焙炒，各半两　诃子皮炮，去核秤　乌梅去核　地榆　香茸剉，各三分　甘草一分，炙

上为末，每服二大钱，水一盏，煎至五分，空心温服。白痢，加生姜四片同煎。

四片金　治冒暑伏热，腹痛作泻或痢，并饮水过度；治霍乱吐泻，其证或饮冷，或冒寒，或失饥，或大怒，或乘车舟，伤动胃气，令人上吐，上吐不止，令人下泻，吐泻并作，遂成霍乱，令人头旋眼晕，手脚转筋，四肢逆冷，用药迟，须臾不救，命在顷刻之间。

吴茱萸半两　干木瓜半两　食盐半两

上三味同炒令焦，先用瓷瓶盛水三升，煮令百沸，却入前件三味炒药，同煎至二升已下，倾一盏，冷热随病人意，与服药入咽喉即止。如仓卒无前件药，只用枯白矾一味为末，每服一大钱，用百沸汤点服。如无白矾，只用盐一撮，醋一盏，同煮至八分，温服。盐梅、咸酸等物皆可煮服。处方本以醋咸二物煮。

治禁口痢，**开胃散**。

干山药一半炒，一半生

上为细末，饭饮调下，每服二大钱，神效。

独圣丸　治一切赤白痢，不问新久，百药不效，服此不过三两服。

御米壳四两

上一味，米醋一中盏，且炙且蘸，候醋尽色黄为度，焙干，研为末，炼蜜为丸，如弹子大。每服一丸，水一盏，入生姜如指面大一块，捶破，煎至八分，通口服。

治白痢，**针头丸**。

巴豆十个，去壳，醋浸一宿，去油　杏仁十个，文武火炮存性　百草霜二钱，炒　黄蜡栗子大一块

上研细，以蜡和成剂，丸如芥子大。每服三丸，水泻井水下，黑痢乌梅汤下，白痢干姜汤下，赤痢甘草汤下。

茱萸如圣丸　治脾虚脏寒腹疼，肠滑下痢。

吴茱萸一两，去梗　黄连七钱半，微炒　罂粟壳去蒂、穰，净用一两，火炙　川厚朴去皮，半两①，姜制微炒　诃子去核，半两　白芍药半两　肉豆蔻半两，用湿纸裹，火煨熟

上为末，米醋糊为丸，如梧桐子大。每服四五十粒，用米饮下。如患白痢干姜汤下，赤痢甘草汤下，赤白痢干姜甘草米饮下，食前。

遇仙立效散　治诸般恶痢及泄泻等疾，悉皆治疗，不问大人小儿，虚弱老人产妇，并宜服之。

御米壳四两，择净，炒黄色，研　川当归四两，去土秤　甘草二两赤芍药一两　酸石榴皮一两　地榆一两

上六味，同为粗末，每服三大钱，水一盏半，煎至七分，去滓，空心、食前温服，小儿量岁数加减与之。忌生冷、油腻、鱼腥等物。

---

①　两：原脱，据《普济方》卷二一〇引《卫生宝鉴》"茱萸如圣丸"补。

治肠风下血痔漏

神圣乌玉丹 治丈夫妇人久新肠风、痔漏，着床头痛不可忍者，此药不过三四服便效。初得此疾，发痒或疼，谷道周回多生硬核是痔，如破是漏，只下血是肠风，皆因酒、色、滞气、风毒、饮食五者过度，即成此疾。其病在肠内有虫，若不去根本，其病不除。此药效验，与一切痔药不同。

棕榈 乱发各二两 猬皮四两 猪悬蹄甲四十九个 牛角鳃三两 苦楝树根皮二两半 槐角一两半 雷丸 芜荑 脂麻①各一两 真麝二两，别研 滴乳香半两，别研

上除乳香、麝外，余药并细到入瓶子内，不固济周回，用熟炭火煅，烟青得所，去火。全②在伺候者，火未到则难研，煅太过则失药性。取出候冷，却入二者，同研匀细，无灰酒煮糊，丸如梧桐子大。每服十丸或二三十丸，细嚼胡桃一个，以酒吞下，须空心、五更初或食前，日二服，如病甚，日三服。切忌毒物。

治肠风久年不差，**乌头丸**。

草乌头去皮、尖，切如黑豆大，炒令焦色，吃见不麻，方住炒。用韭菜搅自然汁，和为丸，如梧桐子大。每服空心陈米饮下十四丸，不过两服，即差。

治肠风下血，当日止，**温肠丸**。

附子炮，去皮、脐，为末，一两 绿矾四两，用瓶子盛盖之，火煅过，候冷取，入盐一合，硫黄一两研，依前入瓶子内烧，候冷，取出细研

上件同研匀，粟米粥为丸，如梧桐子大。空心用生地黄汁下三十丸，服一月，病源顿除，久服益脏腑。

---

① 脂麻：芝麻。
② 全：原作"金"，据文义改。

治二三十年肠风下血，**剪血丸**。

黄连半斤，切作豆大，吴茱萸半斤，和枝梗同黄连一处炒，黄连焦黑为度，去茱萸不用　木香一两，用湿纸裹，炮香

上一处为细末，酒糊为丸，如梧桐子大。每服四十丸，空心陈米饮下。切忌盐藏、白酒、鸡肉、鲊酱。

治脾毒下血，**败毒散**。

槐花炒黑色，存一半①性　白矾枯，存二分性

上等分为末，每服一钱，乌梅一个，水一盏，煎至六分，去滓温服，无时。

侧柏散　治肠风、脏毒、酒痢，下血不止。

嫩柏叶九蒸九曝，三两　陈槐花一两，炒半黑色

上为末，炼蜜为丸，如梧桐子大。每服四五十丸，空心温酒下。

槐香丸　治脏毒肠风下血。

槐花半两，炒　黄连半两，净择，炒　木香一分，晒干　白矾半两，火枯微存性，研

上为末，乌梅十个，酸醋浸一宿，取肉，熬成膏，同前药捣匀为丸，如干，入少煮梅醋和丸，如梧桐子大。每服十五丸至二十丸。多血成痢不止，以地榆三寸捶碎，煎汤下，空心食前。或酒后谷道疼痛紧逼，连进三服，寻常两日一服。

如圣丸　治肠风、脏毒下血不止，日久羸瘦。

大蒜研细　淡豆豉　地榆各等分

上二味为末，大蒜同研令匀，入炼蜜少许，捣令得所，丸如梧桐子大。每服三十丸，煎椿树叶汤下，空心服。如无椿叶，取大眼桐皮，刮去取白，煎汤下。

---

① 半：原作"斗"，据文义改。

血余散 治泻血脏毒，一服效。

血余半两，烧灰　鸡冠花根　柏叶各一两

上为末，临卧温酒调下二钱，来晨酒一盏投之，立愈。

玉屑丸 治肠风泻血，久不止。

槐根白皮去粗皮　苦楝根皮去粗①皮，各三两　椿根白皮四两，三味于九月后二月前取软者，日干　天南星　半夏各半两，并生　威灵仙一两　寒食面三两

上为末，滴水丸如梧桐子大，干之。每服三十丸，水八分盏，煎沸，下丸子煮令浮，以匙抄，温送下②，不嚼，空心食前。

黑虎丹 治肠风，累经大效方。

白矾二两，研　鸡冠花一两，干者　黑龙尾屋下烟煤，半两　青橘皮　五灵脂各四两

上五味为末，分一半，用米醋二胜，慢火熬成膏，候冷，和一半末为丸，如梧桐子大。每服二十丸，空心陈米饮下，立差。

没药丸 治冷气及酒毒泻血、泄泻，腰腿重，及大便血似肠风者，神验方。

没药半两　五灵脂三两　川乌头一两四钱，通炒内黑焦色　大附子一两，炮裂，去皮、尖

上四味为末，稀糊丸梧桐子大。每服十丸、十五丸，艾汤下，米饮、盐汤亦得，空心食前。

猬皮散 治内痔便血不止。

猬皮一个，烧灰存性

上为细末，每服二钱，入麝香少许，温酒或米饮调下。

当归地黄丸 治男子妇人肠胃气伤，下血不止，或鲜或黑，

---

① 粗：原脱，据《圣济总录》卷一四三"玉屑丸"补。

② 温送下：《圣济总录》卷一四三"玉屑丸"作"用煮药汤下药"。

白夜频并，及气血衰弱，皮肤枯燥，腰脚疼痛，营卫不足，浑身酸疼，血虚肌瘦者，尤宜服之。

当归大者，去芦，一两，酒①浸　熟干地黄洗净，再酒浸一宿，焙干，二两　川芎一两　鹅卵矾末二两，火②煅，盆覆地上出火毒　黄芪蜜炙，一两

上为末，炼蜜丸如梧桐子大。每服三十丸，空心盐汤或温酒下，至五十丸。

肠风下血方，**茶筅胭脂散**。

茶筅一把　绵胭脂十个　白梅四十九个

上件并烧灰，和匀，米饮调下二钱，空心服。

小乌玉丹　治痔漏疮。

乳香半两，研　麝香二钱，研　芝麻一两，生用　苦楝根一分，去皮，生　槐角子一两半，生用　雷丸一两，生，剉碎　乱油头发二两，煎细，烧存性　黄牛角䚡二两，烧　生猪前甲四十九个，煅之存性　刺猬皮四两，煅存性　白鸡冠花四两，生　瓜蒌二个，用绿矾一两，入在瓜蒌内，烧存性　南星一两，生用　穿山甲四两，盐泥固济，煅存性　白矾一两，飞过　半夏一两，生用　枳壳二两，炒

上件各依法过度，为细末，用好醋糊为丸，如梧桐子大。每服二十丸，空心用米饮吞下，日进二服；如绿豆子大亦得，可服三十丸。忌鸡鹅肉、新姜、豆腐、腌藏、毒物。

治远年日近痔漏肿痒，结核成疮，诸药不效，**黄芪枳壳煎丸**。

绵黄芪二两，蜜炙　威灵仙二两　枳壳二两，去白，麸炒　当归三钱，酒浸　续断三钱　槐角子三钱，去芦　地黄三钱，酒浸　连翘三钱　良姜三钱　白矾三钱　大附子三钱，炮

---

① 酒：原作"满"，据《普济方》卷三十八"当归地黄丸"改。
② 火：原作"大"，据文义及《普济方》卷三十八"当归地黄丸"改。

上件为细末，炼蜜为丸，如梧桐子大。每服三十丸，空心用陈米饮下，日进三服。

薰洗痔漏，**枳壳散**。

枳壳二两　贯仲二两　荆芥一两　大柏皮一两　黄连半两　蛇床子半两　苍耳根一把　干姜半两，炮　柏枝一把　薤头一把　黑豆半胜　无名异半两　冬青叶一把　地骨皮半两

上件为粗末，每服一大合，用水三碗，大煎至两碗，先薰，候温洗，日三五次。

敷贴痔漏疮，**五倍散**。

海螵蛸二钱半　五倍子三钱，瓦上焙干　乳香一钱半　芜荑半两　豆粉一钱，炒黑色　白鳝头一对，烧存性　龙骨一分　麝香半字

上为细末，先用前药洗，候干，如破有水，干糁，如无水，用津唾调涂疮。

治痔不以内外，洗药，**木鳖散**。

木鳖子去壳，切作片，捣烂　地骨皮　紫荆皮①　当归　枳壳各半两　黑豆三分

上先以黑豆煮软，水五胜，煎至四胜，去滓，乘热薰，通手淋洗，可用四次易之。如身体生疮紫黑，添樟木皮或叶，同煎洗。

落痔膏　治男子妇人一十三般痔，万不失一。

灰苋灰一斗　纯白炭灰一斗

上各淋取灰汁五胜，共一斗，以薄纸数重，筲箕内盛了，淋五七度，取酽清灰汁入铛内，煎至一二合，却用风化石灰，入细绢罗子内罗过三五度。临时旋将汁少许，调风化石灰少许，以篦子挑药点痔头，少时拭去，又点，如此数度，如墨色，其痔自焦落，更看落后里面，似石榴子内平，便用盐汤洗，不得出风，后

---

① 紫荆皮：原作"紫金皮"，据《普济方》卷二九六改。

用封疮木槿散。

木槿散 干痔，封疮口。

木槿花八月九月采，阴干

上为末，傅疮口，其疮自合，至妙。此二药，乃医家秘方。

治翻花痔疮，及一切久不差诸恶毒疮，**立效散**。

鼠粘子草根三两，细切，熟捣　大柏皮一两

上为末，腊月猪脂封贴，立瘥。猪脂和药合匀。

紫金膏 治一切反花等痔妙方。

穿山甲一两，煅过　乳香半钱，细研如粉　没药二钱，细研如粉

上三味研匀，每用少许，以津调涂疮上，即差。

乌蛇丸 治肠风，五种痔漏。

乌蛇酒浸，去皮、骨①，炙　防风去头，各二两　黄芪　枳壳去穰
陈皮去白　刺猬皮炙焦黑　土蒺藜去刺　秦艽去土，各一两半　大黄一
两，煨令极熟

上为末，蜜丸如梧桐子大。每服三十丸，空心温酒下，夜卧
再一服。

治肠痔，在肠内有鼠奶，下血，**雄黄丸**。

白芜荑　贯众　狼牙根　椿东引根白皮　槐东引根白皮　猬
皮炙焦，各一分　雄黄半两，别研　白鳝鱼头一个，炙焦

上为末，腊月猪脂和丸，如弹子大。绵裹纳下部，日三易。

治诸般痔疾初生，急以此药治之，**半夏散**。

半夏，生为末，先以生姜汁浴谷道，次以半夏末泡汤洗之，
不过三两日，即自消。

胆矾丸 治痔成漏，杂下脓血。

白矾一斤　胆矾一斤，用黄泥裹，炭火煅令通赤　皂荚子一胜，煮去

---

① 骨：原作"青"，据文义改。

皮　　鸡冠花一斤　　京三棱四两

上细末，醋糊丸绿豆大。每服二十丸，米饮下。

洗痔妙方，**夏枯草散**。

夏枯草一两　　荆芥一两　　枳壳半两　　轻粉半钱　　龙胆草半两　　朴硝一两　　灯心一握

上为粗末，用水七碗，煎至三碗，先乘热熏，通手洗之，冷即止。

蜗牛散[①]

蜗牛、好脑子同研，土器盛，自化[②]为水，羊毫笔涂之。

薰痔药，**蝉蜕散**。

蝉蜕　　蛇床子　　穿山甲　　皂角刺　　木鳖子

上等分，为粗末，不拘多少，烧熏了，再用洗药。

又方，**白鸡冠花散**。

白鸡冠花，烧熏之，立效。

白金散　　治痔。先用独行虎散洗，次用白金散傅贴。

海螵蛸不以多少

上去硬骨，捣罗为细末，用真麻油调，涂患处，每日每夜用，日久疮自消。此药极好，不消服药，独能见效。

治痔漏，**贯众散**。

贯众一个大者，重三两，捣研　　草薢二两　　白芷一两

上捣罗为细末，每服一钱，用胡桃酒调下，陈米饮亦得，空心午前服。十年患者，服之立效。

五圣丸　　治肠风，痔漏，子母痔，内痔，返[③]花痔。

肥皂角三挺，慢火烧存性，一分，去子　　青橘皮半两，去穰，炒　　白

---

① 蜗牛散：方名原脱，据目录补。
② 自化：原脱，据《世医得效方》卷七"蜗牛散"补。
③ 返：疑为"翻"之误。

矾半两，枯　干薄荷半两　乳香一分　雷丸半两

上六味，一处捣罗为末，面糊为丸，如绿豆大。每服三五丸，用薄荷茶送下，日进三服。忌毒物。

丝瓜散　治下血甚，不可救者。

丝瓜一个，一名天罗，烧存性　槐花等分，如气弱减半

上为末，每服二钱，饭饮调服，神效。

矾硝散　治痔痛不可忍，屡试立效。

朴硝　白矾　五倍子各等分，为细末

上以朴硝先煎汤熏，候温即洗，用软帛渗干，却以水调二药末为膏，涂痔上。

大秘①神效丸　治大便秘。

黄栀子隔年者　大黄炮　甘草各等分

上碾罗极细，炼蜜为丸，如梧桐子大。每服三十丸，略秘者用白汤下，秘甚者煎橘皮汤下，食前服之。

妙应散　治五痔结核、痒痛，时有脓血，远年不差，并皆治之。

胡荽子用纸盛锅内，慢火炒令香熟　芸薹子用纸盛锅内炒　破故纸生用

上件三味，各等分，捣罗为细末。每服抄三钱，煨核桃一个烂嚼，后用米饮调下，空心服。此药服一月，永绝根本。但忌酒、面、毒物一月。

次用洗者，**独行虎散**。

五倍子不以多少

上于炙铲上用慢火炙，令黄色微烈，为粗散。每次用水四五碗，煎汤熏洗患处，次旋旋乘热添汤熏洗，次用白金散傅贴。

---

①　大秘：原无，据目录补。

卷第三

治伤寒

神仙截四时伤寒加减百解散　无问阴阳二证，其间所用药味，各随经络治病。如伤寒在表，未传入经，发热恶寒，腰脊强痛，连进二服，汗出而愈。若已传经络，胸满短气①，肢体烦疼，目睛微痛，耳聋，口燥咽干，或渴不渴，手足自温，或肢厥自利，或不自利，小便反快，服之则调中顺气，祛逐寒邪。如头面感寒，风伤腠理，头痛项强，发热增②寒，鼻流清涕，咳嗽涎痰，及治风湿相搏，骨节烦疼，肢体沉重，洒淅恶风，时自汗出，此药大能调顺三焦，解表攻里，温润肺经，正四时之气，升降阴阳，进美饮食。不问伤风伤寒、中暑中喝，骨蒸头疼，气逆胸满，大热吐逆，眩晕恶心，及已经汗后不解，下之不当，吐之不中。此药清而不凉，温而不壅，无问老人虚人、丈夫妇人、孕妇小儿，并宜服之，如连进二服，无不取效。春常服，免瘟疫之疾；夏常服，不中暑喝之病；秋服之，即无疟痢；冬服之，不感寒毒，是神仙卫生妙药也，功③效不可尽述。

柴胡洗，去芦头　升麻用轻者　干葛有粉者　白芍药　白术剉碎，焙干　防风去苗　甘草炙　羌活去芦　独活用川中者　藁本去芦　半

---

① 短气：《普济方》卷一四七"神仙四季加减百解散"作"头痛"。

② 增：通"憎"。《墨子·非命下》："《仲虺之诰》曰：我闻有夏人矫天命于下，帝式是增，用爽厥师。"孙诒让《闲诂》引江声云："式，用也。增，当读为憎。"

③ 功：原作"攻"，据文义及《普济方》卷一四七"神仙四季加减百解散"改。

夏汤洗七次，切片子，姜汁浸一宿，次日再炒干用　人参去芦头，切片子，焙　藿香拣梗去土　苍术米泔水浸一宿，次日漉出，□干，切作片子，再用麸皮炒干，筛去麸皮用之

以上修事了，各秤一两。立春已后，不须加减；立夏以后，每一料加柴胡一分，赤茯苓、当归各半两；立秋已后，减柴胡、当归、赤茯苓三味①，只加麻黄（去节）半两，干姜一分②（炮），官桂（去粗③皮，不见火）用一分④；立冬已后，并无加减。

上为细末⑤，每服三钱，水一盏半，入生姜三大片，枣子二个，同煎至一盏，去滓热服，不拘时候，日⑥进二服。如要发散，加葱白三寸，淡豆豉三十余⑦粒，同煎热服，以衣被盖覆，汗出而愈⑧。

四时正气百解散⑨　治男子妇人四时伤寒，八般痞气，山岚瘴气，热病头疼，浑身壮热增寒，或中暑，或风疾灌法⑩，手足虚肿，痰实噎塞⑪，十种隔气，不思饮食。不问百病，才觉意思不

---

① 减柴胡……三味：此10字《普济方》卷一四七"神仙四季加减百解散"作"酌减柴胡一分，不用当归、赤苓"。

② 一分：《普济方》卷一四七"神仙四季加减百解散"作"一两"。

③ 粗：原脱，据《普济方》卷一四七"神仙四季加减百解散"补。

④ 一分：《普济方》卷一四七"神仙四季加减百解散"作"一两"。

⑤ 上为细末：原脱，据《普济方》卷一四七引"神仙四季加减百解散"补。

⑥ 日：《普济方》卷一四七"神仙四季加减百解散"作"并"。

⑦ 十余：《普济方》卷一四七"神仙四季加减百解散"无此2字。

⑧ 每服……而愈：此65字原置于"功效不可尽述"后，据《普济方》卷一四七"神仙四季加减百解散"乙正。

⑨ 四时正气百解散：《普济方》卷一四七引《卫生家宝》作"神仙百解散"。

⑩ 法：疑为"注"字之误。

⑪ 风疾……噎塞：此12字《普济方》卷一四七作"风疾挛曲手足，咽喉噎塞"。

快，便先进一二服，无不克效。妇人产前产后及小儿一岁有病，皆可服。

白术二两　茯苓二两　藿香叶二两，去土　陈橘皮去穰　甘草炙　半夏擘开，姜汁制　梓州厚朴去皮，姜汁炙。已上四味各三两

上七味，先将厚朴、半夏捣为粗末，用生姜四两烂研，同厚朴、半夏一处拌和令匀，于净器中罨一宿，次日焙干，却入前五味药拌和令匀，并捣为粗末。每服三钱，水一盏半，生姜五片，煎至六分，去滓热服。如伤风，并吃二服。常服宽中进食，或冷物伤脾，脏腑不调，并皆治之，神功不可具述。

来苏散　治男女五劳七伤，增寒壮热，骨节酸疼，口舌干苦，四体骨蒸，伤寒头疼，背膊劳倦，膈胃烦壅，多睡昏沉，或时咳嗽，面无颜色，小便黄赤，妇人血风老，大宜治之。

甘草焙，捣粉，去滓秤　肉桂去皮，不近火　桔梗净，焙干秤　防风净洗，焙　五加皮净洗，焙秤　赤芍药净洗，焙秤　荆芥穗　柴胡去芦，净洗，焙　干葛焙，捣筛粉，去滓秤　白茯苓已上十味各一两　麻黄一两半，去节秤　陈皮一两半，去白，焙秤

上须州土新好者，焙干，捣罗为末，每服二钱，姜三片，乌梅、枣子各一枚，水一大盏，煎至七分，去滓热服，日一二服。善解劳倦，及不染山岚瘴气、时行伤寒。如伤寒壮热头疼，连进二三服；稍轻调理，日一二服，并不拘时候。

圣僧散　治时行一切伤寒，不问阴阳，不拘轻重，应老幼及孕妇皆可服。

香白芷一斤，生剉　甘草半斤，生剉

上二味，焙干，碾为粗末，每服二钱，水一盏，枣子一枚，生姜三片，葱白三寸，同煎至六分，热服，用衣被盖覆，如人行五六里，更进一服，汗出即愈。此药可卜病之好恶，如煎得黑色，或误打翻，即难愈；如煎得黄色，无不愈者。煎药之时，要在

志诚。

保真汤 治伤寒、时气瘟疫，阴阳未分反感风，体倦头痛，身热，一名神术散。

苍术一斤，米泔浸一宿，去皮，切焙 川芎四两 藁本二两，去须秤 甘草一两，炙

上为粗散，每服三钱，水一盏半，姜三片，枣子一个，煎至七分，去滓，通口服，不拘时候。如久伤风不解，加葱白一二寸同煎。寻常感风，只一二服立愈。

仙授散 治伤寒，三日内无问阴阳二证，但得脉浮，皆可服。

苍术四两，米泔浸一宿，去皮，洗净，干秤 香附子四两，炒去毛秤 麻黄四两，去节 杏仁去皮、尖及双仁者 甘草二两，生用

上为末，每服三钱，白汤调服，如人行五里间连进三服，避风。如一服出汗，不须再服。

香芎散 大解伤寒瘟疫。

香附子去毛并黑皮，三两 川芎 香白芷 甘草各一两 藿香叶二两 石膏研粉，一两半

上为末，每服二钱，热酒调下。

治时气瘟疫伤寒，浑身壮热，四肢疼痛，汗与未汗，但是阴阳二证，皆可服**普救散**。

苍术紧实小者，逐日换新泔浸三日，去皮焙干，四两 甘草一两半，生到

上为细末，每服二钱，水一盏，煎至七分，热服，不拘时。或只入葱汤调下亦可。服药讫，欲出汗，以衣被覆之。

苍术散 治伤寒一日二日已前，逼毒气令散。

苍术四两，去黑皮，泔浸一宿 甘草一两半，炙 香附子二两半，炒

上为末，每服二钱，水一中盏，入葱白三寸，淡豆豉三十粒，同煎至七分，热服，不拘时候，并三服，汗出为效。

神白散 治四时伤寒在表，浑身壮热，口苦舌干，恶风无汗。

苍术米泔浸一宿，去皮，焙干秤，一两半　麻黄一两，去根节　甘草一两，炙　防风一两，去芦　石膏一两，研　干葛一两　川芎一两　香白芷半两　栝楼根半两

上为末，每服二钱，水一盏，入生姜三片，葱白三寸，煎至七分，热服。如伤风，身热面赤，脉大，以衣覆，出汗即愈。

加减香苏散 治时气瘟疫、四时伤寒，头痛壮热，恶风无汗。

香附子一两，炒去毛　陈皮半两，浸，去穰秤　甘草三分，炙　紫苏一两，去梗　麻黄一两，去节　苍术半两，清泔浸三宿，去皮，干秤　桔梗一分，去芦，炒

上为粗末，每服四钱，水一盏，煎至七分，去滓温服，不拘时候。

人参夺命散 无问阴阳二证、伤寒日子深浅，差误服药而成坏证垂死者，服之再生。

人参二两，紧实者

上为粗末，分两服，生姜三片，水一盏半，煎至七分，通口服，一时辰间连进三服，觉鼻上汗出，无不即活。

芎术散 解截四时伤寒，或已病四五日，表里未分，亦可服。

川芎　甘草微炮　升麻　香附子　白芷　羌活　苍术　人参　当归　白芍药各等分

上十味，咬咀，每服四大钱，水一盏，生姜四片，煎至七分，去滓，稍热连进三两服，热渐退、脉缓、头轻为效。

辨伤寒证① 治初觉伤寒身热，头痛昏重，未辨阴阳、夹食及伤暑等证。

陈皮水浸去白，二两　生姜捶碎，不去皮，四两

---

① 辨伤寒证：原置于"伤暑等证"后，据文例乙正。

上以水四碗，煎一碗半，每服一盏，通口并服。

加减正气散 治伤寒伤风，不问表里，但连进二服，立效。

藿香叶 半夏研细，用姜汁搜和，炙黄色 厚朴去皮，姜炙 陈皮去白 甘草炙。已上五味，乃局方正气散 再加白茯苓 草果子仁

上各等分，细末，每服二大钱，水一盏，姜三片，枣一个，煎七分，食前稍热服。

麝香散 治运血不归肝元，或吐逆，或便血，大安心胃，并治伤寒吐不止，或小儿吐①。

人参 白茯苓 芎劳各半两 麝香一钱，研 藿香叶一分 熏陆香二钱 辰砂一分 丁香一钱，新者，不可见火

上为末，每服一钱，薄荷枣子汤下；小儿半钱，薄荷蜜汤调下。

克效交泰圣饼子 治结胸伤寒，脉浮，不可下，下之必死，宜用此方。

黄连七寸 巴豆十四粒，连皮用 一方加大黄末，一钱

上同捣成末，津唾调，捻成饼子，安脐中，以艾柱灸其②上，候热透腹中，其气自下，即止③。此法十用十全。

治结胸，**糖灸法**。

水糖不拘多少，置病人胸上，其糖干再涂，病愈则止。

治伤寒辨证④ 真仙济急解危，救死夺命，辨证差误，立验必效。

伤寒无治法，仲景止言调理。身凉无汗，墨舌白刺，大肠坚

---

① 儿吐：原脱，据《普济方》卷二五六补。

② 其：原作"某"，据文义及《普济方》卷一四一改。

③ 候热……即止：此11字《普济方》卷一四一作"腹中有声，其病去矣。不拘壮数，病去为度。才灸了，便以温汤浸手帕拭之，恐生疮"。

④ 治伤寒辨证：原置于"必效"之后，据文例乙正。

闭者，乃是阳证，便以大承气汤下之，不汗自愈，只吃一服，未通再服，其后只服四君子汤和气等药。发狂，止服至宝丹，白汤化，孕妇亦可服之。脉病人不病、不燥、不渴，即是阴证，并以姜附汤入沉香煎，慎服，次服圣散子、藿香正气散。吃逆①，用干柿蒂七枚，煎呷之。发厥厥冷，脉细气短，即加白沉香散、黑锡丹，极则脐心着灸。汗后饮水即结胸，捻著觉痛，切不可下，止以交泰饼子一枚，安在脐心里，坐艾柱于其上灸之，候脐通，周回汗出为度，当时结胸气下，不用服药，不得吃水。交泰饼子方具在前。时气瘟疫，头痛咽喉疼，冷咯痰者，是缠喉风症，误作伤寒治之即死，止用此三方：白僵蚕为末，每服三钱，生姜自然汁调服；胆矾为末，用竹管吹在喉中；青钗子皱面草，同生姜并少蜜烂研，含化之。

李子建伤寒十劝

伤寒头痛又身热，便是阳证，不可服热药。伤寒传三阴三阳，共六经内，太阴病头不疼、身不热，少阴病有反发热而无头痛，厥阴病有头疼而无发热，余发热即是阳症。若医者妄投热药，决死。

伤寒当直攻毒气，不可补益。邪气在经络中，若随症攻之，三四日痊安，医者必谓先须正气，却行补益，使毒气流炽，必多致杀人。

伤寒不思饮食，不可服温脾胃药。伤寒不思饮食，自是常事，终无饿死之理，如理中丸之类，亦不可轻服。若阳病服之，致热气增重，或至不救。

伤寒肠痛，亦有热证，不可轻服暖药。《难经》云痛为实，故仲景论腹满时痛之症有曰：痛甚者加大黄。未痛甚而反加大黄，

---

① 吃逆：呃逆。

意可见也。唯身冷厥逆而腹痛者，方是阴证，须消息之。每见医者多缘腹痛便投热药而杀人。

伤寒自利，当看阴阳证，不可例服补暖及止泻药。自利唯身不热、手足温者属太阴，身冷四逆者属少阴、厥阴外，其余身热下利皆是阳证，当随症依仲景法治之。每见医者多缘下利便投暖药及止泻药而杀人。

伤寒胸胁痛及腹满，不可妄用艾灸。常见村落间有此证，无药便用艾灸，多致毒气随火而盛，膨胀发喘以死。不知胸胁痛自属少阳，腹胀满自属太阴，此外惟阴证可灸。

伤寒手足厥冷，当看阴阳，不可一例作阴证治。有阳厥，有阴厥，医者少能分辨阳厥，而投热药，杀人速于用刃。盖阳病不至于极热不能发厥，仲景所谓热深则厥是也，热深而更与热药，宁复有治之理？但看初得病而身热，至三四日后，热气已深，大便秘，小便赤，或谵言昏愦，及别有热证而反发厥者，必是热厥也，宜急用承气汤下之。若初得病，身不热，大便不秘，自引衣盖身，或下利，或小便数，不见热证而厥逆者，即是阴厥也，方可用四逆汤之类。二厥所以使人疑者，缘其脉皆沉，然阳厥脉沉而滑，阴厥脉沉而弱。又阳厥者，时复指爪却温，阴厥常冷，此为可别。

伤寒病已在里，即不可用药发汗。伤寒病须看表里，如发热恶寒，则是表证，宜发汗；如不恶寒，反恶热，即是里证。若医者一例发汗，则所出之汗，不是邪气，即是真气。邪气未除，而真气已涸，死者多矣。又有半在表半在里之症，不惟皆不可下，仍皆不可汗，但当随证治之。

伤寒饮水为欲愈，不可令病人恣饮过度。病人大渴，当与之水以消热气，故仲景以饮水为欲愈，人见如此说，遂令病者纵饮，因而为呕、为喘、为咳逆、为下利、为肿、为悸、为水结胸、小便不利者多矣。且如病人欲饮一碗，只可与半碗饮之，常令不足为善。

伤寒病初瘥，不可过饱及劳动，或食羊肉、行房事与食猪骨汁及饮酒。病方愈，脾胃尚弱，食而过饱，不能消化，病即再来，谓之食复；病方愈，血气尚虚，劳动太早，病即再来，谓之劳复；又伤寒、食羊肉、行房事者并死；食猪骨汁、饮酒者，再病。

伤寒阴证①　治伤寒阴证脱阳②，或因大吐大泻之后，四肢逆冷，元气不接，不醒人事；或伤寒新瘥，误与妇人交，其证小腹紧痛，外肾搐缩，面黑气喘，冷汗自出，亦是脱阳症，须臾不治，即不救。

葱白炒，合热熨脐下。次用：

附子一个重七钱者，判作八片　白术半两　干姜半两　木香一钱

上各判碎，用水两碗，煎至八分，去滓放冷，灌与服，须臾又进一服，两服滓再作一服。

如无前件药，只用单方：桂皮二两，用好酒二升，煎至一升，候温，分作二服灌与。如无桂皮，只用连须葱白三七茎，细判，就砂盆中研细，用酒五升，煮至二升，分作三服灌，阳气耶③回。先更用炒盐熨脐下气海之所，勿令气冷为妙。

不换金正气散　治四时伤寒、五种隔气，和脾胃，止吐泻，温中下痰饮，止腹痛胀满、吞酸噫痞、噎塞、干呕恶心；内受寒湿，外感风邪，身体沉重，肢节酸疼，头昏鼻塞，未分阴阳之间，尤宜服之，则气自正而邪气退；及能止汗，解山岚瘴气，八般疟疾，遍身浮肿，五劳七伤，或风气所灌，手足肿痛，全不思饮食，

---

① 伤寒阴证：原无，据目录补。

② 阳：原作"汤"，据文义改。

③ 耶：用同"也"。

孕妇产前、产后，皆可服食，霍乱腹泻，心腹疼痛；又治胃气虚弱，脏腑时鸣，小儿脾胃不和，时气诸疾；及治四方不伏水土，凡过岭南，此药不可缺。

厚朴去粗皮，剉如韭叶阔，长半寸秤，二两，以生姜自然汁罨一宿　陈皮二两，取红　半夏二两，汤洗七次，以生姜四两，取汁浸，向日晒，候汁尽为度　甘草二两，剉，炒过用　藿香二两，取叶，水洗　苍术二两，去皮，米泔浸一宿，切作片子　草果子生，去皮，二两

上六味，先用砂锅炒厚朴令香，次入苍术炒令紫色，又入半夏炒香熟，又入甘草炒黄，又入陈皮红炒破，方始将藿香叶二两，斡开众药，安于藿香叶在中心，用药遍盖，罨定少时，约藿香叶干，方可取出，同为粗末。每服二大钱，水一大盏，生姜五片，枣子一个，煎至七分，去滓，空心服，食前亦可。常服和一切气，永无瘟疫，此乃不换金真方也。煎时不得犯铜、铁器。

双和散　补血益气，治虚劳少力。

黄芪　熟地黄　当归　川芎各一两　白芍药二两半　官桂　甘草各三分，炙

上为粗末，每服四大钱，水一盏半，生姜三片，肥枣一个，煎至八分，去滓服。此方止是建中、四物二方而已，每伤寒、疟疾、中暑，大疾之后，虚劳气乏者，以此调治皆验。不热不冷，温而有神。

七珍散　开胃，养气，进食。

人参　白术　黄芪蜜水涂炙　山芋　白茯苓　粟米微炒　甘草炙。以上各一两

上为细末，每服二钱，水一盏，姜、枣同煎至七分，如大故不思饮食，加白扁豆一两，蒸用，名八珍散。此方温平不热，每有伤寒、疟疾、中暑得瘥之后，用此以调脾胃，日三四服，十日外饮食倍常。

治四时伤寒、时气，**神效散**。

苍术　麻黄去节秤　甘草

上等分，为粗末，每服五大钱，水一碗，煎至半碗，去滓温服，而服滓再煎，作一服，不拘时候，安即住服。

治时气传染法[①]

以雄黄用水磨，涂鼻中，虽临看病人时不妨。

治中暑

龙须散　治中暑吐泻，霍乱或伏热在内，头旋目晕，身体壮热，发渴饮水，并宜服之。

甘草一两，炙　乌梅一两，去核，瓦上焙干　白矾半两，生研　五味子一两

上为末，入白面四两，同和匀，每服一大钱，新水调下。如泻霍乱作渴，一服即愈。虽平日不饮冷者，亦可服。

服大蒜法　治中暑热闷欲绝，不知人事，服之立效。

大蒜二大片，研细

上以新汲井花水调下，立活。

地榆夺命散　治中暑昏迷，不省人事，但心头微温，药下即活。

地榆　青皮　黄连　赤芍药

上等分为末，每服二三钱，以新浆水调下。无浆水，只用井花水。若患泻痢、疟疾，及妇人患热血崩，每服二三钱，水一盏，煎十数沸，温服。

服皂角法[②]　治中暑。

---

① 法：原脱，据目录补。
② 服皂角法：原脱，据目录补。

皂角烧灰存性，为细末，炙甘草为末，等分和匀，每服一大钱，米饮下。

金露解毒丸 大治暑毒。

舶上明净硫黄　蛤粉已上各一斤

上为末，用连皮生姜作片子，取自然汁为丸，如弹子大，阴干。每服一丸，生姜、薄荷研细，入蜜一小匙，新水调下。

玉壶丹 治暑气。

硫黄一分　寒水石　石膏煅　盆硝　甘草　绿豆粉各一两半太阴玄精石一两

上细末，蒸饼丸如弹子大①。与生姜同嚼，新水下。

治暑毒，**黄龙丸**。

黄连四两，去须，酒煮　半夏四两，醋煮，水淘洗净　赤茯苓四两甘草二两，微炙

上为末，姜汁煮糊为丸，如梧桐子大。每服三十丸至五十丸，温水空心食前，用新汲水下亦得。

治中暑，**橘皮半夏汤**。此方王医师传云：伏暑乃痰在胸膈，服此大有神功。

陈橘皮六两，去穰　白术三两，去芦头　白茯苓三两　人参一两枳壳一两，去穰，麸炒　当归一两，去芦头　甘草三分炙　半夏三两，汤浸洗七遍，剉如米

上八味，除半夏外，㕮咀，同拌匀，每②服三大钱，生姜六片，枣二个，水一盏，煎至七分，去滓温服，不拘时候。

饮灵丸 治中暑神效。

牛胆制天南星无，以法制半夏代　人参　茯苓　桔梗　干葛　麦

---

① 子大：原作"三太"，据文义及《普济方》卷一一七改。

② 每：原作"毒"，据文义及《普济方》卷一一七改。

门冬不去心①　桂去皮　紫苏叶极香者　甘草炒。已上各一两　乌梅肉
余甘子去枝，二味各一两半，余甘无，以百药煎代

上为末，以夹绢筛过，炼硬蜜和匀，入臼杵数百下先以醋②涂
白杵，丸如樱桃大，生朱为衣。常用一丸含化舌下，灵液溅溅涌
出，此药大去水息，除烦下气，老人虚热宜服此药。若深渴，嚼
三二丸，麦门冬水送下。此药仍无药石气味。

又一方，消暑毒，**水瓢丸**。

丁香枝杖一两　甘草半斤，炙　白梅肉三两，为末　乌梅肉一斤
紫苏叶三两　檀香半两　麝香一字

上为末，蒸熟药木瓜两枚，同蜜拌和为丸，如弹子大。温熟
水嚼下，不拘时候，每服一丸。

治疟疾

附子汤　治脾胃积冷，疟疾经年不差，面色黄瘦，身体羸弱，
饮食不进，危殆甚者。

大附子一个，炮，去皮、脐，切片子

上用生姜十四片，水三升，煎至一升三合，分三服，空心
温服。

半夏汤　治疟疾及暑毒，消痰逐饮。

半夏汤泡七次　白茯苓　青皮去白　陈皮去白　枳壳去穰，炒
桔梗炒，各一两

上为判散，每服三钱，水一盏半，生姜十片，煎至七分，去
滓温服。

通神丸　治五种疟疾，热多寒少，诸药不效者。

---

① 心：原脱，据《普济方》卷一一七补。
② 醋：《普济方》卷一一七作"酥"。

神桃二七个，桃木上自干、经冬不落者　黑豆一两　巴豆七粒，去壳并心、膜，研细

上为末，以冷水和丸，梧桐子大，以朱砂为衣。侵晨①面东，念药王菩萨七遍，以井水吞下一丸，立瘥。

生熟饮子　治久患疟，一二服差。

半夏半炮半姜制　乌梅半干半生　厚朴半生半姜制　草果子半生半炮　甘草半炙半生　陈皮半生半炒

上等分，剉碎，每服五大钱，生姜七片，枣子五个，水二盏，煎至八分，去滓，空心热服。

治一切瘴疟、久患疟如神，**鳖甲汤**。

鳖甲好醋炙透，去裙襕　常山　乌梅肉　桂心　柴胡去苗　知母各一两　牡蛎半两，炮

上为粗末，每服二钱，水二盏，煎至八分，去滓，发②前一服，已发一服。

七枣汤　治久近寒热，诸药不效者。

大川乌一个，于热灰中制度，须记移七处炮裂，热去皮、脐，研为细末　大北枣七个，令略擘破　老生姜如当二钱厚，切十片大者

上三味，只作一服，用水二盏，煎至一中盏，于临发日早先将枣子吃尽，次温进药汁。须饮尽使，药浓也不妨。

疟丹

雄黑豆四百粒，细末③是　朱砂二钱，先研细　砒霜二钱

上先将黑豆用久年法醋浸五七日，取端午日午时至诚对圣修合，勿令师僧、女人、鸡犬、猫儿见。先研黑豆，仍入朱砂、砒

---

① 侵晨：黎明。侵，接近。

② 发：原作"登"，据文义改。

③ 末：《普济方》卷一九七作"小者"，义长。

霜，同研细，可丸为度，梧桐子大。每服一丸，于发日忌腥膻，便临发时，前面向东方以新汲水吞下，亦勿令师僧、女人、鸡犬、猫儿见。若女人服者，令丈夫①拈药安口中，孕妇不可服。如有久患不计年月者，再服一粒。忌食热物半日。

交加饮子 治一切疟疾。

肉豆蔻　草果　甘草　厚朴姜制

上等分，为粗末，每服二大钱，水一盏，枣一个，生姜三片，煎至七分，去滓温服，不计时候服。

温脾饮 治寒疟兼脾久湿，上焦噎塞不通，止渴，进饮食。

真陈橘皮五个，去穰　乌梅十个　人参一分　大枣子二十个　甘草五寸　草果子七个　生姜五寸

上件洗净，分作五服，纸裹，以盐少许煨香熟，去纸，水一碗，煎至一盏，去滓，盐服，空心、日午。

治岚瘴，**柴胡饮子**。

柴胡　常山　青蒿　甘草　秦艽　人参　茯苓　枳壳炒　半夏汤荡七遍

上各等分，焙干为粗末，每服二钱，用水一盏半，乌梅三个，生姜五片，煎取一盏，去滓，食后温服，逐日一服，极妙。切忌空心，不得行路，须是汤水、白粥之类，点心、酒色不可太过，忌四五日一过至八九月十月一过，不得吃柑子、紫菜、猪羊心并牛肉，定被瘴。

治山岚瘴气，**沃雪汤**。

苍术炮，去粗皮　甘草盐擦，炙，各二两　防风细切　白芍药去皮　厚朴去粗皮，用生姜压一宿，然后炒黑色为度　干葛各四两　朴硝一两半，研

---

① 丈夫：原作"大夫"，据《普济方》卷一九七改。

上为剉散，每服四大钱，水二盏，煎至一盏半，去滓热服，不拘时候。服毕少时，姜葱作羹或作粥吃了，避风坐卧，身体淑润即愈。两滓又合煎服。

寇相入朝汤　冲冒露气，春天不可阙服，空心①进饵。

沉香　木香　甘草　人参　茴香　肉豆蔻　草豆蔻　荜澄茄各等分

上杵为末，每服一钱，沸汤点，入盐少许。

治山岚瘴疟，**必效散**。

青橘皮去白　陈橘皮去白　常山　麦芽　神曲　地龙去土　槟榔　瓜蒌　甘草炙　秦艽各等分

上为细末，每服三大钱，水一盏半，煎至七分，通口服。忌生冷、咸藏、猪、大鱼腥、羊肉。

治岚瘴及一切疟疾，**半夏草果汤**②。

半夏七个，汤炮七遍③，每遍百沸，候汤冷④，用手搓去滑　全青橘皮四个　枣子五个　乌梅五个　草果子二个　生姜两块，草果大　甘草二寸，炙黄

上并洗净，烂捶碎，同入砂⑤瓶内，用水一大碗，以湿纸盖头及嘴，以文武火煮至一盏，去滓，通口服。又将滓再依前⑥作一服煎。更作一料，作两服煎。

---

① 心：原脱，据《普济方》卷二六七补。
② 汤：原作"散"，据目录及本方用法改。
③ 七遍：原作"太过"，据文义及《普济方》卷一九九"半夏草果散"改。
④ 冷：原作"令"，据文义及《普济方》卷一九九"半夏草果散"改。
⑤ 砂：原作"碎"，据文义及《普济方》卷一九九"半夏草果散"改。
⑥ 前：原作"煎"，据文义及《普济方》卷一九九"半夏草果散"改。

治中恶诸疾

治尸厥，其症奄忽死去，四肢逆冷，不省人事，腹中气走如雷鸣，**返魂散**。

焰硝半两　硫黄一两

已上二味，细研如粉，分作三服，每服用好旧酒一大盏煎，觉焰，倾于盏中盖着，觉温灌与服，如人行五里间，又进一服。兼灸头上百会穴二七壮，兼脐下气海、丹田穴三百壮，觉身体温暖即止，进三服即醒。

如无前件药，只用单方。

附子一只，厘七钱

上件炮熟，去皮、脐，碾为细末，分作二服，每服用酒三盏，煎至一盏，温服。如无前药，只用生姜自然汁半盏，和酒一盏，煎令百沸，并灌两服，亦依前法用灸也。

治中忤、中恶、鬼气，其症昏黄暮夜，或登厕，或出郊野，或闭游空冷屋，或人不至之地，忽然眼见鬼物，或鼻口吸着恶气，暮然倒地，四肢逆冷，两手握拳，或鼻口出清血，性命逡巡须臾不救。此症与尸厥同，但此证腹不鸣，心胁俱暖。**犀麝散**。

犀角半两，细剉，研为末　麝香一分，研　朱砂一分，研

已上三味，为细末，和匀，每服二钱，井水调，唯①服。如无前件药，只用单方：雄黄为末，每服一钱，煎桃枝、叶汤下。如无雄黄，只用故汗衣或触衣汗衣者，着在身上多时，久遭汗者佳。触衣者，久着上身内衣也。男用妇衣，妇用男衣烧灰，每服二钱，百沸汤点，灌服。中恶暮然倒地，切勿移动其尸，即令亲戚众人围绕坐击鼓，烧火或烧麝香、安息香、苏合、樟木之类，直候醒

---

① 唯：据下文，疑为"灌"之误。

记得人事，方可扶归。

治鬼魇鬼击，其证初到客舍或官驿，及久无人居冷房，睡中觉鬼物魇击，但闻其人吃吃作声，便令人叫唤，如叫不醒者，此乃是鬼魇也，须臾不救则死。**二黄散**。

牛黄二钱，研　朱砂半钱，研　雄黄一钱

已上三味，为末和匀，每挑一钱许床下烧，次挑一钱用酒调灌之。如仓卒无前药，只用东边柳枝、桃枝各三七寸，煎汤三盏，候温，灌与服。如无前件药，只取灶心土，捶碎为末，每服二钱，新汲井花水调，灌与服，更挑半指甲许，吹入鼻中，更用艾灸人中穴人中穴在鼻下，并灸两脚大拇指内离甲一韭叶许，各灸一七壮，即活。

治忽感恶气闭，昏闷晕倒，逆冷气绝；卒中惊气，四肢厥冷，**冲和汤**。

香附子不拘多少

上为末，每服二钱，白汤调服。心疼，醋汤服。

治诸嗽

百花丸　治一切嗽。

贝母去心　白茯苓　麦门冬　山药　百合各半两　甘草一两，炙五味子二两，去枝梗　阿胶一两，剉成小块子，以蛤粉炒成珠子，细捣

上捣罗为细末，以黄蜡二两，熔，更入好蜜三两，同熔蜡热搜，和前药，丸如弹子大。每服一粒，水一小盏，煎八分，细细呷之。

灵应散　治一切咳嗽，不问久新轻重。

钟乳粉　款冬花　枯白矾各一两　甘草半两，炙　轻粉一钱　桂六钱

上件为细末，入钟乳粉、轻粉，同研令匀。每服半钱，用匙

抄入喉中，咽津，随用茶清压下，每日临卧，只一服。小儿或以糖少许和服。

治嗽，**五味子丸**。

大罂粟壳去穰，四两，擘破，用白饧少许，入水将壳浴过令净，炒令黄色　五味子新鲜者，去梗二两，须地方者为妙

上为细末，拌匀，用白饧为丸，如弹子大。每服一丸，水一盏，捺破煎六分，澄清，临睡温服，不拘时候。

沉香阿胶散治咳嗽。

沉香半两　阿胶半两，捶碎，慢火炒　人参一两　桑白皮一两，碎剉

上件为散，不以大人、小儿、妊妇，每服二钱，水八分盏，入生姜二片，煎五七沸，和滓，食后服。小儿半钱。

二圣散　治一切嗽喘。

汉防己一两，有花纹者　马兜铃一两，去子

上为末，每服二大钱，水一盏，生猪肉半两，煎至六分，去滓，肉温呷药，清汁临卧服。

华盖散　治上喘咳嗽，痰涎多不止，虚烦发热。

白桑皮　神曲　桔梗已上各一两　人参三分　百合三分　甘草半两，炙　杏仁半两，去皮、尖　半夏半两，汤泡七次

上为细末，每服一钱，水一盏，煎至六分，食后温呷服之，不拘时候。

调肺散　治嗽不以新久，服之立效。

麻黄二钱重，不去节　甘草二钱，生用　杏仁二钱，不去皮、尖　灯心十①尺长 潮南蚌粉一块如弹子大

上为剉散，入瓷瓶内，用水一大碗，煮至小半碗，候五更初，

---

① 十：此下原有"茎"字，据《普济方》卷一五七删。

再温过，去滓，作一服，滓再煎一服。经年嗽者一二服止。

贝母汤　治诸嗽久不差。

贝母一两，去心，姜制半日，焙　黄芩生　干姜一分，生　陈皮去白　五味子各一两　桑白皮　半夏曲　柴胡　桂心各半两　木香一分，煨　甘草一分，炙

上为粗末，每服五钱，水一盏半，杏仁七粒，去皮、尖碎之，生姜七片，同煎至七分，去滓热服。食稍空及临卧各一服。

圣枣子　治大人小儿诸般嗽疾，悉皆治之。

佛耳草　天南星　半夏　甘草　款冬花　钟乳粉各一两　桂半两，去粗皮　井泉石半两，研极细如粉

上为末，内天南星、半夏，用生姜汁制成饼子炙黄，次入六味，用好皂角去黑皮炙，捶碎，用葡汁浸一宿，挼取汁，煎成膏子，和药捻枣核子。如服时，用好枣一枚，去核，入药在内，湿纸裹，文武火煨香为度，卧时用糯米饮调下。

紫菀半夏汤　治停寒饮冷内伤肺经，咳嗽痰涎，久不愈者。

紫菀净洗　麻黄去节　半夏洗　五味子去枝梗　干姜炮　桂去粗皮　赤芍药　甘草炙，等分

上为粗末，每服一钱，水一大盏，煎至七分，去滓，稍热服，不拘时候。

无比饮子　治一切咳嗽，神效。

罂粟壳四两，去中穰、蒂子　杏仁一两，去皮、尖　山栀子二两，去仁用壳　五味子半两，生用　阿胶半两，麸炒　甘草半两，炙黄色

上件为粗末，每服二钱重，用水一大盏，入生萝卜三片，煎至六分盏，去滓温服。

人参散　治咳嗽上气喘急，嗽血咯血。

人参新罗好者

上捣为细末，每服三钱，用鸡子一枚，取清调之，五更初服，

服后便卧，去枕仰卧，只一服愈，年深者不过再服。忌腥膻、咸、鲊酱、热面、毒物，并不得过醉饱，将息惟久为佳。

大效润肺杏仁饮

紫菀一两半，去泥　杏仁汤泡七次，去皮、尖　半夏一两，煮　五味子一两　罂粟壳半两，炙　紫苏叶二两

上为粗末，每服三钱，姜三片，枣一个，煎至八分，去滓，食后服，水一盏半煎。

人参丸　治肺壅，嗽有痰、寒热、涕腥宜服。

人参半两　枳壳半两，去穰，两味用皂角水浸三日，焙干　半夏半两南星半两，二味白矾水浸三日，令干，为细末，生姜汁捻成饼子，炙干入药诃黎勒半两，用麸炒，去核　木香一分

上为细末，炼蜜为丸，如梧桐子大。每服二十丸，食后用生姜汤吞下。

治伤风嗽，**八宝饮**。

麻黄半两，去节　桔梗半两　马兜铃半两　罂粟壳半两　甘草半两，炙　五味子半两　陈皮半两　桑白皮半两

上为粗末，每服三钱，用水一盏，姜三片，杏仁三粒，去皮、尖，白糖一块，煎至七分，去滓，食后临①卧服。

肺伤汤　治远近一切嗽疾，浑身劳倦，胁下疼，时作潮热，饮食减少。

五味子一两　紫菀一两　熟地黄二两　阿胶二两，炒　人参半两杏仁一两，炒，去皮、尖　黄芪一两，蜜炙　川当归二两　桑白皮一两，炙　甘草一两，炙　款冬花一两　肉桂一分　枳壳半两，去穰，炒　干姜一分，炮　青蒿一两，小便浸　黄芩半两

上为粗末，每服三钱，水一盏，入姜三片，枣、乌梅各一枚，

---

① 临：此字原脱，据《普济方》卷一五八补。

煎至七分，去滓，空心温服，一日三服。

治远年日近寒热咳嗽喘满，有痰吐红，并皆治之。**二母汤**。

茯苓半两　麻黄一两，去节　知母半两，蚌粉炒　贝母半两，炮　桑白皮半两，蜜炒　马兜铃半两　汉防己一两，生　阿胶一两，炒　甘草半两，蜜炙　五味子一两　人参半两　紫苏子二钱重　罂粟壳半两，蜜炙　紫菀半两

上为粗末，每服二大钱，水一盏，白糖一块，煎至七分，去滓，不拘时候。

九宝汤　治伤风咳嗽，化痰解利。

麻黄去节　紫苏　陈薄荷各二两　杏仁去皮、尖　官桂一两　甘草炙　大腹皮　陈皮　桑白皮各一两

上为粗末，每服二钱，水一盏，姜七片，煎至八分，去滓，通口服，不拘时候。如久患劳气嗽，水一盏，童子小便半盏，罂粟壳二个（去顶），人参少许，乌梅一个，生姜三片，煎至八分，通口服，日进三服，除根本。

十全丸　治痰嗽。

南星一两，炮　半夏一两，姜制　真珠粉一两　石膏一两，煅　白矾一两，飞　桑白皮一两，炙　款冬花半两，焙　罂粟壳一两，炙　生姜二两，焙　螺青半两，为衣

上为末，用姜汁打糊为丸，如梧桐子大，螺青为衣。每服三丸，姜汤下。

暴嗽立效方，**二白丸**。

白善粉一两　白矾二两

上为末，每用姜汁为丸，如梧桐子大。每服二十丸，临卧姜汤下。

杏仁膏　治久嗽不止，肺气满急。

獖猪胰一个，研　杏仁半两，去皮、尖　蕤仁半两，去壳　贝母半

两，为末

上烂研细，用新瓷瓶盛，以黄蜡一分盖面上，于甑上蒸令熟，逐时挑服之，至妙。

养肺汤 治肺感寒邪，上气喘急，咳嗽无时，声音不出，痰唾稠黏。

紫菀半两，去土　款冬花半两　杏仁半两，去皮、尖，炒　五味子半两　白茯苓一两　半夏一两，汤泡洗十余次　桂半两，去粗皮　桔梗半两，微炒　紫苏子半两，微炒

上为粗末，每服三大钱，水一大盏，生姜十片，同煎至七分，去滓，微热服，不拘时候。

保胃破痰丸 治肺寒咳嗽，痰厥头晕，呕吐涎沫，喘满气急。

天南星生　半夏生　橘红　寒水石煅通赤　白矾枯　川乌炮，去皮、脐　白附子生　干姜炮　赤茯苓

上等分为末，用生姜汁煮糊为丸，如梧桐子大。每服三十丸，浓生姜汤下，不拘时候。

审平汤 治肺气不足，寒邪留滞，上气喘急，咳嗽无时。

人参　木香　半夏生用　阿胶炒成珠子　瓜蒌连子炒熟　紫菀洗净，各一钱　五味子一两，炒　款冬花去皮梗　真紫苏子　苦葶苈炒，各一钱　陈皮去白，半两　甘草炙　桂心　干姜炮裂，各一两

上为粗末，每服秤半两，用水二大盏，用姜十片，慢火煎至半盏，去滓放温，细细呷，不拘时候。

五灵丸 治肺喘久不愈，渐成息贲。

五灵脂二两半　木香半两，煨　马兜铃一分，去壳，炒　葶苈一分

上为末，煮枣肉和丸，如梧桐子大。每服二十丸，生姜汤下，日三服。

人参茯苓汤 治痰盛喘满咳嗽，大能降气。

人参去芦头　川芎　白茯苓　桂心　知母　贝母炒　杏仁去皮、

尖，麸炒　苦葶苈炒　柴胡去芦头　半夏汤泡七次，为粗末，取生姜自然汁制三次　麻黄去节。已上各二钱半　石膏二钱　陈皮一两，去白　诃子煨，二两，取去皮　白术一两　甘草一两，炙　羌活半两　马兜铃半两

上为粗末，每服五钱，水一盏半，姜七片，枣子二个，煎至八分，去滓，不以时候温服。

人参煎丸　治咳嗽痰盛喘急。

紫菀去根，洗焙，秤　人参去芦，上等者　贝母去心　款冬花去梗枳壳麸炒　百合　茯苓　桑白皮白取者　地黄生干。已上各半两　甘草一钱　真酥二钱，别用　杏仁一两，去皮、尖，别研

上并净秤，捣为末，入杏仁、真酥和匀，炼蜜丸如梧桐子大。每服三十丸，茶清下，食后、临卧服。

治久嗽，语声不出，**诃子饮**。

诃子二两，去核　生姜二两，煨熟　灯心半两

上件一处，每服五钱重，水一胜，煎取半胜，空心服药，随意服之。

治喘嗽哮呷气急，**雌雄二黄丸**。

雄黄三钱　雌黄三钱　信砒一钱　马兜铃三钱重　杏仁七粒，去皮、尖

上件研极细，将皂角五条（不蚛者）捶碎，挼取汁一盏，熬成膏子，和药安乳钵内，烧皂角烟熏过，丸如萝卜子大。每服三丸，临卧齑水送下，小儿一丸，孕妇不可服，一夜只一服，喘退不可服也。

至圣真人全功饮　治久新咳嗽，痰盛气喘，肺痿瘦悴，不能坐卧。服药无效者，服之立减。如年深日久者，连进取效。

款冬花二两，去梗净，炒　罂粟壳括去内皮净，并去蒂，二两，用蜜少许炒　陈皮一两　甘草一两

上四味，一处微炒，为粗末，每服三钱，水一盏半，入生姜

二片，乌梅二个，煎至一盏，去滓，临卧服之，忌咸、酸、酒、面、鲊等物。

治诸痰饮

治一切痰嗽，**七生丸**。

白附子　白僵蚕　大天南星　半夏洗　川姜　干蝎无，以干葛代　草乌头水浸一二宿，去皮、脐，焙干用

上七味等分，并用生者，以生姜汁煮糊和丸，如梧桐子大，以蛤粉为衣。每服十丸，生姜自然汁浸温汤下，每日空心一服，忌热物，少时以饭压之①。

铁刷丸　化痰实，宽利胸膈，清头目，降气治嗽，去停饮。

圆净半夏四两，汤浸洗七次，焙干秤　紧实槟榔四颗

上为细末，生姜自然汁煮面为稀糊，丸如绿豆大。每服三十丸，淡姜汤吞下，食后临卧服。小儿服七丸，或别作小丸亦得。

导气丸　治痰涎壅盛，降气逐风。

半夏二两，用皂角五锭，挼汁浸一宿，控干，切作片子　南木香半两　赤茯苓一分　紫苏叶半两　白附子一分

并罗为细末，用神曲煮糊为丸，如梧桐子大。食空、临睡生姜汤吞四十粒。

白术丸②　治痰壅喘嗽，不下饮食。

半夏八两，汤泡洗七次去滑　神曲六两

上为细末，生姜自然汁和作饼子，以纸裹当风处，候干。用曲一两，白术一两，同为末，生姜自然汁为丸，如梧桐子大。每服三十丸，姜汤下，无时。

---

① 以饭压之：原脱，据文义及《普济方》卷一五八"七生丸"补。
② 白术丸：据《普济方》卷一六五引《卫生家宝》"神效白术丸"补。

四金丹① 风痰壅，咳嗽不止。

桔梗炒 防风 白矾枯，各一两 雄黄半两，研

上为末，水浸蒸饼为丸，如鸡头子大。每服一粒，绵裹含化。

人参膏子

煮朴丸② 治诸痰疾，和中止嗽。

厚朴十二两，去皮秤，细切 天南星六两，取大者，捶碎 大枣六两，拍破 半夏六两，皮细者，捶碎

上四味，用生姜一片，切作薄片，贮银石器内，水高药三寸许，慢火煮一日，旋添水，煮熟，焙干燥，再入：

白术六两 人参三两 大香附子六两 青橘皮六两

皆为细末，用神曲煮糊为丸，如梧桐子大。食空、临卧生姜汤送下吞四十粒。

太乙丹 治痰癖不可解者。

半夏二两 南星二两 天花粉四两 五灵脂二两 苦葶苈二两，微炒 巴豆七粒，去皮、油、心、膜 朱砂半两，一半入药，一半为衣

上并生用，以生姜自然汁煮稀糊为丸，如鸡头大，朱砂为衣。每服三丸，先嚼胡桃半个，次用姜汤吞下。

治痰涎壅结，咳嗽咽痛，**硝矾丸**。

白矾 焰硝各等分

上为细末，入锅子内捺实，以生茶叶数片盖之，火煅通红，伏火③为度，茶叶旋添，直待伏④火后，却连锅子入地坑一宿，取

---

① 四金丹：据《普济方》卷一六五补。

② 煮朴丸：据《普济方》卷一六五补。

③ 伏火：也称"内伏"。道家炼制外丹的一种方法。将金石药加热处理（多与特殊的辅料一起），使其变为高温下不气化挥发的另一种物质，从而达到制伏金石药火毒，利于服用的目的。如伏火丹砂、伏火硫黄、伏火水银等。

④ 伏：原作"状"，据文义及《普济方》卷一六五"硝矾丸"改。

出，为细末，糯米粥为丸，如梧桐子大，朱砂为衣。每服三丸，姜汤送下，食后临卧服。

化痰丸　治痰，凉膈止嗽，治头眩。

天南星生用　半夏生用　人参　茯苓　白矾枯

上等分，为细末，生姜汁面糊丸，如梧桐子大。每服三十丸，生姜汤下，食后服。

半夏丸　治痰实，恶心呕吐，头目昏运①，心忪，背寒臂痛，涎嗽，胸膈不快。

半夏一两，洗去滑　赤茯苓去皮，半两　白矾一分，枯　铅白霜半分

上为末，取生姜自然汁煮面糊为丸，如梧桐子大。每服十五丸，生姜汤下，食后、临卧服。

除饮丸　治一切久积，痰癖停饮，常服永无患。仍中酒人服之极妙。

天南星　半夏二味用到碎，以生姜自然汁浸一宿，同姜汁慢火炒干为度　青皮汤浸，去白　陈皮汤浸，去白　枳壳汤浸，去穰，麸炒　桔梗炒。已上六味各四两　槟榔　干姜炮　紫苏子　赤茯苓　高良姜到细，用巴豆十四粒捶碎，同炒焦黄色，用纸包定，安地上，候冷去巴豆，秤姜用　缩砂仁　白扁豆　大腹皮蜜炙。已上八味各一两

上为细末，用神曲末半斤，麦蘖半斤，以生姜自然汁打糊为丸，内不得着水，丸如梧桐子大。每服五七十丸，生姜汤送下，不拘时候。若患心脾病怔忪惊悸，加石菖蒲四两，远志（去心）二两。若夜不得眠，梦泄白浊，加酸枣仁、龙骨各二两，仍用朱砂为衣，人参麦门冬汤下。

---

① 运：通"晕"，眩晕。《灵枢·脉经》："五阴气俱绝，则目系转，转则目运。"

驱痰饮子 治痰饮神效。如人头痛背疼，饮食呕恶，皆痰饮之证。

天南星切作十片，汤浸七次　半夏汤浸七次　青皮去白　陈皮去白。已上各一两　赤茯苓　草果子去壳，秤，切破　甘草生炙。已上各半两

上七味，咬咀，每服二钱，水一盏，生姜七片，枣子一个，煎七分，通口服，不拘时候。如遇饮酒，先服一服，酒后再一服，或次日夜醒又一服，永无痰饮。

治饮白术汤 主心胸疼闷，胁肋支满，水走肠间，沥沥有声。老封传此二方。

白术　白茯苓去皮　半夏汤荡洗七次　前胡去苗。已上各一两　甘草炙　橘皮去白。已上各三分　肉桂半两，去皮

上为粗末，每服二小钱，水一盏，生姜七片，煎至六分，去粗滓，温服，食前，日三服。如胁下不快，即去橘皮，以枳实代之，分两与橘皮同，去穰，以麸炒。

治饮术苓丸

白术五分　白茯苓　干姜炮。二味各三分　枳实二枚大者，去穰，麸炒

上为细末，炼蜜丸如梧桐子大。每服十五丸，加至二十丸，温米饮下，空心食前，日二服。

治吐血咯血等疾

生血地黄百花丸 治诸虚不足，妄下血，咯血，衄血，肠癖内痔，虚劳寒热，肌肉枯瘦等疾。

生地黄十斤，洗，臼中捣取汁　生姜半斤　藕四斤，捣取汁　白沙蜜四两　无灰酒一胜

以上五味，用银器或砂锅内熬取二碗许，渐成膏，一半瓷器收之，一半入干山药末三两，再熬一二十沸，次入后药：

川当归焙　熟地黄焙　肉苁蓉酒浸，焙　破故纸　阿胶麸炒　黄

芪蜜炙　石斛去根，焙　覆盆子　白茯苓　远志取皮　麦门冬去心，焙　枸杞子

上十二味各二两，为末用，入山药膏子，丸如梧桐子大。每服五十丸，用温酒调地黄膏子下，日三服，空心食前。

治吐血妙方，**大蓟饮**。

刺芥菜①捣汁半盏，调飞罗面三钱，作一服，立有神效。

山栀散　治鼻衄血不止，昏闷欲死。

山栀子不拘多少，烧存性，为末，搐入鼻中，立愈。

扁豆散　治久嗽咯血成肺痿，多吐白涎，胸膈满闷，不思饮食。

白扁豆炒，去壳　生姜各半两　枇杷叶去毛　半夏　人参　白术各一分　白茅根三分

上细剉，水三胜，煎至一胜，去滓，下槟榔末一钱，和匀，分四服，不拘时候。

治肺破吐血嗽血，治不瘥者，**补肺散**。

獖猪肺一具，不破者　雌黄三钱，研细　蒲黄二钱，炒熟　桑白皮半两，为末

上三味，和匀，入白面少许，水调灌入肺内，用绳子缚肺口，煮熟，任意吃之，立效。

二神散　治吐血、便血、尿血及妇人血崩不止。

香附子一两，烧存性　蒲黄一分，炒

上为末，每服三钱，取大眼桐皮刮去青，取白皮，浓煎汤调下，一二服立止。

柏叶散　治肺损吐血及嗽方。

干柏叶炙黄色　蒲黄炒，各一两　木香　妇人油头发二味入瓷瓶中泥封，烧灰　乌贼鱼骨炙黄色　棕榈皮　当归去苗，各半两　阿胶五

---

①　刺芥菜：亦作"蓟芥"，即大蓟，又名大刺儿菜。

分，炒浮起

上八味为末，每服一钱，生地黄汁调下，或只粥饮下地黄汁，冬温夏冷调之，不拘时候服。

黑神散　治吐血妙方。

瓜蒌取端正者，纸筋和泥通裹，只于蒂上留一眼子，煅存性，地坑内合一宿

上一味为末，每服三钱，糯米饮调下，再服立止。

治气弱不正，血气欲妄行，觉喉中血腥，微微咯出，唾中带些红色，**顺气散**。

当归一两，洗净去芦，细切　川芎二两，细切　木香四钱，细剉　陈皮二钱，洗去白，焙，细剉　大蓟野生荊芥红花者，干湿皆可用

上为末，每服四钱，水一盏，加①紫苏叶，煎取②七分，去滓温服，不拘时候。

治血妄行，鼻口中出者，**刺芥散**。

刺芥菜连根，二颗　地黄相等分　生姜数片　薄荷数叶

上一处研细，入蜜一匙。如鼻中出，用冷水调下；如口中出，温汤调下。

侧柏散　治内损吐血、下血，皆因酒太过，劳损于内，或血气妄行，其出如涌泉，口鼻皆流，须臾不救。

柏叶一两半，蒸干　人参一两　荊芥穗一两，烧灰

上为末，每服二三钱，入飞罗面二钱，和匀，新汲水调如稀糊，啜服。血如涌泉，不过二服止。

治鼻衄出血，**刺芥酒**。

用刺芥自然汁半盏，同酒半盏，调百草霜二大钱服之，一服

---

① 加：原脱，据《普济方》卷一九〇补。
② 取：原脱，据《普济方》卷一九〇补。

即止，永不再发。刺芥，乃野草中红花者。

服萝卜法① 生萝卜，以姜擦子擦细取汁服之，其滓捏作挺子，任入鼻中，令细细出气。或诸病后亦可服。

服蒲黄法② 治鼻衄。

蒲黄一两，微炒，舒纸上去火毒

用茅根少许煎汤，调蒲黄，多寡任意服。

治诸血妄行，大效，**黄芪汤**。

绵黄芪打匾二寸许，切，以汤泡，蜜一大匙，浸半日，控干，焙黄色，一两 川当归一两，用生地黄汁浸，焙干，汁多尤妙 白芍药以童子小便浸少时，焙干，一两 官桂八钱重，去粗皮，不见火 败龟壳一两，蘸醋炙七次，极黄色用 茅花八钱，生用 人参八钱，紫晕者，怀干 大蓟一两，旋取洗，焙用 白茯苓八钱，米泔浸去红丝，焙干 蒲黄半两，银器中炒黑紫色用 伏龙肝半两 甘草一分，炙

上件为咬咀，每服五大钱，水二大盏，酒少半盏，煎至九分，放温，并三服妙。

治鼻衄不止，**麝香散**。

人中白三五钱重，入银朱半钱，麝香少许，同研控细，每用少许，鼻搐之，立效。

---

① 服萝卜法：原作"又方"，据目录改。

② 服蒲黄法：原脱，据目录补。

卷第四

治诸虚

神仙琼玉膏铁翁先生方①

茯苓三斤，杵一千下，为细末，用白者　人参二十四两，杵一千下，为细末，用新罗者　地黄一秤，九月采之，研取自然汁

上取地黄滓，先入法酒三升，再研绞汁，汁尽弃滓。别用白沙蜜十斤，与先研地黄自然汁及参、苓末作一处拌和，入瓷银石器内。物小，分两三处不妨。以油腊纸数重密封用之，勿令泄气，重汤内用桑木柴煮三日三夜，如不能夜煮，即煮六日，卯时之暮日数定，然后入井中一伏时②出火毒，须用腊纸如法封闭。候一伏时后，再入汤中煮二三十沸，去其阴气了，方开封，抄取其药成膏。先祭献天地，凡立七祖，兼祭地祇土地真官，然后侵晨抄取一匙，酒内化吃。不吃酒，只温汤化吃亦得。十日后加作二匙，二十日后三匙，三十日后四匙，四十日后五匙。五匙之后，填精补髓，肠化为筋，万神具足，五脏盈溢，髓实血满，发白变黑。久服终日不饥，空心通关强记，日诵万言，更无梦想。此一料药，尽化为精华血髓，晚无滓秽。按《神仙方》云：若尽一料③药，延寿一百六十岁。又云：二十七岁以前遇此药，延三百六十岁。二十七岁以后至四十五岁以遇此药，可延二百四十岁。四十六岁至六十三岁遇此药，延百二十岁。自六十四岁以后，更不延岁，

① 铁翁先生方：此5字原无，据目录补。
② 一伏时：一昼夜，又作"一复时"。
③ 料：原作"科"，据文义改。

只为天癸已尽，五脏干枯，髓竭血枯，筋衰力惫，不能行履，起坐艰难。此一料药分作五处，救五个癫疾；分作十处，救十个劳病。大如不住世欲，只得康健安乐，延其寿算，万病不侵。

神仙一井金丹

牛膝三两，酒浸三日　苁蓉三两，酒浸三日　川椒一两，炒，去子取净　木鳖子一两半，炮，去皮　白附子二两，炮　黑附子二两，炮，去皮　何首乌一两，黑豆半碗，水二三碗煮　萆薢一两，黑豆同首乌煮　舶上茴香一两，慢火微炒　天台乌药二两　地龙新瓦上炒，去土，一两　全蝎一两，去尾尖毒，微炒　羌活一两，洗净，去苗芦　防风一两，洗净，去苗芦　白蒺藜一两，炒去刺　绵黄芪一两，蜜炙　赤小豆一两，微炒　骨碎补一两，炙去毛　五味子一两，去枝梗　金毛狗脊一两，炙去毛　天南星一两，炮　覆盆子一两，拣去蒂　青矾一两，火飞枯尽

上为细末，用无灰酒煮面糊为丸，如梧桐子大。每服二十丸至五十丸，空心、日午煎五味子①酒下此药，行风顺气，大乌髭鬓，变白为黑，兼进饮食。服至百日，逢七日一次摘白生黑，不可具述。兼治脚气，其验如神。

神仙②还少丹 西川罗赤脚方③

山药　牛膝去芦，酒浸一宿，焙干。各一两半　白茯苓　楮实子　巴戟去心　苁蓉去木，酒浸一宿　山茱萸　茴香炒　杜仲去粗皮，剉碎，炒丝断，先以酒淹一宿　远志甘草水浸，去心取肉秤。各一两　石菖蒲　枸杞子　五味子　熟地黄酒浸一宿，焙干。各半两

上为细末，炼蜜为丸，如桐子大。每服三十粒，温酒或盐汤送下，空心、临睡服。大补心肾虚损、脾胃怯弱，心忡脉乱，精

---

① 子：原作"一"，据《杨氏家藏方》卷九"神仙一井金丸"改。
② 神仙：此2字原无，据目录补。
③ 西川罗赤脚方：此6字原无，据目录补。

神昏耗，气血凝滞，饮食无味，肌瘦体倦，目暗耳聋，服之壮精髓，去百病。日三服，若只一服，倍加丸数，五日有力，十日眼明，半月筋骨盛，二十日精神爽，一月夜思饮食。此药无毒，平补性温，百无所忌，久服永无疟痢，牢齿，身轻行步如飞，殊功莫比。

神仙固真补益丹 治诸虚不足，五劳七伤，五脏虚乏，男子元阳气虚，日渐瘦弱，耳作蝉鸣，肢体无力，夜多盗汗，或梦寐倒错，精神恍惚，饮食无味，及小肠肾余①疝气，五般淋病，精净、精滑、精塞，小便频数，及治妇人产前产后十八般令病赤白带下，血山崩漏，子宫久冷，血海虚弱，面色痿黄。忌桃、李、雀、蛤。服多觉燥，以白茯苓末二钱，水调解。

苍术用米泔浸，每日一次换，春浸五日，夏浸三日，秋浸七日，冬浸十日。切作片，焙干秤十片②，分四虚四两③。四两用茴香一两，盐一两，同炒，令术黄色为度；四两用川乌头一两，炮去皮、尖，切作片子，川楝子一两，去皮核，擘开，同炒，令术黄色为度；四两用椒一两，去子，破故纸一两，同炒，令术黄色为度；四两用好酒半升，好醋半升，一处同煎二三十沸，取出焙干

上件共为细末，用煎煮药酒、醋打面糊为丸，如桐子大。每服二十丸，温酒、盐汤下，妇人醋汤下，空心食前。

保真丸 治真气虚惫，下焦伤竭，脐腹弦急，腰脚酸疼，精神困倦，面色枯槁，小肠疝气，奔豚肾余，夜梦遗精，小便滑数。常服壮阳补肾，益精髓。

肉苁蓉酒浸一宿 舶上茴香炒香 川牛膝酒浸 白蒺藜炒，捣去尖 胡芦巴炒香 补骨脂炒香 黄芪盐水浸，炙 附子炮，去皮、尖

---

① 肾余：睾丸。

② 十片：据后文文义，疑为"一斤"之误。

③ 分四虚四两：分四份，每份四两。虚，区域。四虚，四处。

杜仲去粗皮，炒丝断　菟丝子酒浸二宿，蒸熟，细研　白茯苓　山茱萸　薯蓣炒　桂心去粗皮　川楝子肉　南木香湿纸裹煨。已上各一两

上为细末，炼蜜为丸，如桐子大。每服五十丸，盐酒任下，食前服。

固脬丸　治元脏气弱虚，荣卫不调，肢节倦怠。常服接真气，益元阳，润肌肤，健筋骨，固脬寒，明目，养心肾。

鹿茸二两半，去毛，酥炙　当归一两半，洗，焙　附子一两，炮，去皮、脐　牛膝一两半，焙　巴戟一两，去心　补骨脂一两半，炒　远志一两，去心　白茯苓一两，焙　桑螵蛸一两一分，酒浸一宿，焙　肉苁蓉二两①，洗，焙　柏子仁一两，研　菟丝子酒浸一宿，焙，四两②　鹿角胶一两，面炒　泽泻半两，焙

上为细末，炼蜜为丸，如桐子大。每服五十丸，用温酒盐汤吞下，空心。如要秘精，加龙骨半两，石莲肉、鸡头肉各一两，取金樱子汁熬膏，同蜜为丸服。如梦寐遗精，泄气精寒，滑下虚损，气厥晕闷，小便频数，加白茯神一两，醋煮韭子一两（炒用），钟乳粉七钱，阳起石（煅）半两，桑薜荔二两③。

济危上丹　治虚极生风，产后尤妙。

乳香研　五灵脂研　硫黄研　太阴玄精石研。已上四味，用石器内微火炒　陈皮去皮　桑寄生　真阿胶炒

上等分为末，同和，用地黄汁糊为丸，桐子大。温酒下二十丸。

聚宝丹　治诸虚，男子遗精，白浊，淋病，妇人赤白带下，血崩。

---

① 二两：《普济方》卷二一九作"四两"。
② 酒浸一宿焙四两：原脱，据《普济方》卷二一九补。
③ 如梦……二两：此51字原置于"泽泻半两焙"后，据《普济方》卷二一九乙正。

牡蛎一两　硫黄二钱　龙骨二钱　白石膏半两　白矾三钱，另研

上为末，入锅子内，将白矾盖四味药上，二斤火煅，无烟为度，乳细，酒糊丸鸡头大。空心每服一粒，盐枣子汤下。妇人赤白带、血崩，淡竹叶葱汤下一丸；血海冷，艾醋汤下一丸。

楮实丸　驻颜，壮筋骨，补益元藏，治积冷虚乏，一切气疾，暖脾肾，进饮食，令人轻健。

楮实一胜，蒸熟研细，用纸裹，压去油　鹿茸一两，炙去油　大附子一两，炮裂，去皮、脐秤　川干姜二两　官桂三两，不见火，去粗皮秤　牛膝五两，酒浸一宿　紫巴戟一两，炒，去心　金钗石斛一两，去根秤

上八味，焙干，捣罗为细末，入煮枣肉和，再捣三千下，丸如桐子大。每服三十丸，盐汤或盐酒下。忌豆豉汁、生葱。

夜光育神丸精严赜老方①　养神明，育精气，主健忘，益智聪心，补血不壅燥，润颜色，远视移时目不晄晄②，谷③道调适。久服目光炯然，神宇泰定，语音清澈，就灯永夜，眼力愈壮，并不昏涩，不睡达旦，亦不倦息。服两三月后，觉神清眼明，志强力盛，步履轻快，体气舒畅，是药之效，常饵如饮食，一日不可辍。唯在修合洗濯洁净，药材须件件正当，不宜草率。

熟地黄洗，晒干，酒浸　牛膝去芦头，酒浸　枳壳净洗去穰，麸炒赤色，酒浸　远志净洗，就洁净砧上捶碎，取皮去骨木　菟丝子净洗极干，以酒别浸，单研　当归净洗，曝干，酒浸　地骨皮须自④取，净洗，砧上捶，取皮去骨木。春夏等分，秋冬减半

上件等分，逐一秤过，分两均平，除地黄、菟丝子别器用酒

---

① 精严赜老方：此5字原无，据目录补。
② 晄晄（huāng荒）：原作"慌慌"，据文义改。晄晄，目不明貌。
③ 谷：原作"壳"，据文义改。
④ 自：原作"是"，据《寿亲养老新书》卷二"夜光育神丸"改。

浸，其余五味同剉细，共入一钵或瓷瓮①内，若每件十两，都用第一等无灰浓酒六升，同浸三宿，取出，文武火焙干。须试火令得所，不可火太猛，恐伤药性。十分焙干，捣罗为末，以两手拌令十分匀，炼蜜为丸，如梧桐子大。每服空心盐酒下三十丸，增至四五十丸亦不妨。若不饮酒，盐汤下亦得，但不如酒胜。炼蜜法，冬五滚，夏七滚，候冷，以纸贴惹去沫，药成丸后，都如微火焙少顷，入瓮收。

延寿水仙丹 一名软朱砂。治五脏六腑百病，养精神，安魂魄，益气明目，通血脉，止烦满消渴，治心热多躁，心虚不足，夜卧不稳，口苦舌干，小便白浊，日夜无度，色如凝脂，其味或甜，肢体羸瘦，不生肌肉，有潮热，久坐生劳，倦怠乏力，悉能至②之。久服令人健记，力康强，心神安静，夜卧平稳，有非常之功。

人参 木通 白及各半两，剉如豆大

上用真麻油二两，入三味药在油内，用建盏盛之，火上煎，频将柳枝打匀，候三味药黑焦色即去之，再煎，油滴水上如珠不散为度，用透明朱砂不拘多少，细研如粉，将炼油搜成二剂，用皂角水洗去油，入新水中浸之，逐日换水，就水旋丸如绿豆大。每服三丸，浸朱砂水下，日正午时服一服，无所忌。

无名丹 保气守神，涩精固阳，女人服之有产，功状③卒不能具说述，其作用非神人不能处之。无名可称甚效，因此为无名丹。

白术一斤，净洗 补骨脂二两，微炒 川乌二两，炮，去皮、脐 川楝子三两，剉碎，微炒 白龙骨杵碎细末，后入 茴香南京舶上者。二

---

① 瓮：原脱，据《寿亲养老新书》卷二"夜光育神丸"补。
② 至：《普济方》卷十六"延寿水仙丹"作"主"，义长。
③ 状：《普济方》卷二一七作"效"，义长。

般各两半，炒

上为细末，酒糊为丸，梧桐子大，朱砂为衣。每服三十丸或①
五十丸，温酒、盐汤任下，空心、日午、晚服②。

紫金丹 治一切虚惫，消腹中痃③块，恶心，泄泻，不食。

鹿脊④一具，带骨⑤肉全者，剉作小块　舶上硫黄半两　好硇砂二
钱。各研细，入无灰酒三升，同浸鹿骨一日，取焙干，再浸再焙，酒尽为度。
为末，别用　破故纸三两　禹余粮四两，火煅，醋淬三次　川乌头三两，
炮　巴戟一两，去心　石中黄一两，醋淬　太阴玄精石一两

上件同为细末，入前鹿脊骨末，拌和极匀，酒煮糯米糊为丸，
如鸡头大，朱砂为衣。每服一丸，空心温酒下，腊月合之可久收。
若无鹿脊骨，以羊脊骨代之亦得。

菟丝丸陈体常先生方⑥　固元益精。

菟丝二两，酒浸一宿，炒干为末　远志一两，去心，焙干秤　牛膝半
两，去芦头秤　白茯苓半两　肉苁蓉半两　龙骨半两，火中煅过　干山
药半两　韭子半两，炒

上捣为末，炼蜜为丸，如梧桐子大。空心二十丸，日进三服，
盐酒、盐汤下。

十全散 治男子妇人虚弱羸瘦，饮食减少，状若劳证等疾，
其效神圣不可细述。

人参　白术　茯苓　甘草　川芎　熟地黄　当归　白芍药
桂　黄芪并等分

---

① 或：原脱，据《普济方》卷二一七补。
② 温酒……晚服：此12字原脱，据《普济方》卷二一七补。
③ 痃：《普济方》卷二二六作"痞"。
④ 脊：原作"香"，据文义及《普济方》卷二二六改。
⑤ 骨：原脱，据《普济方》卷二二六补。
⑥ 菟丝丸陈体常先生方：原作"陈体常先生传菟丝丸"，据文例及目录改。

上为粗末，每服三钱，水一盏半，枣二个，姜五片，煎至一盏，去滓，空心食前温服，每日两三服。

茴香丸　补下元虚惫，面色黧黑，能除一切虚冷病，及小肠虚冷，尿白膁寒。

附子二个，重六钱以上，炮制①，去皮、脐　胡芦巴洗，淘净　白茯苓去黑皮　安息香酒洗，化去滓，酒浸作糊丸药。如无安息香，以鹿茸代，茸以酒浸，炙黄　桃仁麸炒，去皮　苁蓉酒洗，切，酒浸，焙　木香已上各一两

香茸丸去麝与茸，入安息香，谓之安息香丸。

上为细末，酒糊为丸，如梧桐子大。每服三十丸，空心食前盐②吞下。

震灵丹紫府元君南岳魏夫人方，出《道藏》，一名紫金丹　此丹不犯金石飞走有性之药，不僭不燥，夺造化中和之功，大治男子真元衰惫，五劳七伤，脐腹冷疼，肢体酸痛，上盛下虚，头目晕眩，心神恍惚，血气衰微，及中风瘫缓，手足不遂，筋骨拘挛③，腰膝沉重，容枯肌瘦，目暗耳聋，口苦舌干，饮食无味，心肾不足，精滑梦遗，膀胱疝坠，小肠淋沥，夜多盗汗，久泻久痢，呕吐可④食，八风五痹，一切沉寒痼冷，服之如神，及治妇人血气不足，崩漏虚损，带下久冷，胎脏无子，服之无不愈者。

禹余粮石火煅醋⑤淬，不计遍次，以手捻⑥得碎为度　丁头代赭石如上修事　赤石脂　紫石英以上各四两

---

① 制：疑为"裂"之误。
② 盐：此下疑脱"汤"字。
③ 挛：原作"举"，据文义及《太平惠民和剂局方》卷五"震灵丹"改。
④ 可：《太平惠民和剂局方》卷五"震灵丹"作"不"。
⑤ 醋：原作"酸"，据《太平惠民和剂局方》卷五"震灵丹"改。
⑥ 捻：原作"控"，据《太平惠民和剂局方》卷五"震灵丹"改。

上件四味并作小块，入甘锅内，盐泥固济，候干，用炭一十斤煅通红，火尽为度，入地坑埋，出火毒一宿。

的①乳香二两，别研令细　没药二两，去沙石，研　五灵脂一两，去沙石，研　朱砂一两，水飞过

上件前后共八味，并为细末，以糯米粉煮糊为丸，如小鸡头大，晒干出光。每一粒，空心温酒下，冷水亦得。常服镇心神，驻颜色，温脾肾，理腰膝，除尸疰蛊毒，辟鬼魅邪疠。久服轻身，渐入仙道。忌猪羊血，恐减药力。妇人醋汤下，孕妇不可服。极有神效，不可尽述。

来复丹铁瓮城八角②杜先生方，一名正一丹　此药配类二气，均调阴阳，夺天地冲和之气，乃水火既济之方，可冷可热，可缓可急，善治荣卫不交养，心肾不升降，上实下虚，气闭痰厥，心腹③冷痛，脏腑虚滑，不问男女老幼，危急之证，但有胃气，无不获安，补损扶虚，救阴助阳，为效殊胜。

舶上硫黄一两，透明不夹沙④石者　硝石一两，同硫黄并为细末，入定锅内以微火掇⑤炒，用柳篦子不住手搅，令阴阳气相入，不可火太⑥过，恐伤药力。再研极细，名二气末　五灵脂二两，须择五台山者，用水澄⑦去砂石，日干，净秤　陈橘皮二两，去白　太阴玄精石一两，研细，水飞青橘皮二两，去白

上用五灵脂、二橘皮为细末，次入玄精石末及前二气末拌匀，以好酽醋打糊为丸，如豌豆大。每服三十粒，空心粥饮吞下，甚

---

① 的：真。《太平惠民和剂局方》卷五"震灵丹"作"滴"。
② 八角：原作"分用"，据《太平惠民和剂局方》卷五"来复丹"改。
③ 腹：原作"複"，据《太平惠民和剂局方》卷五"来复丹"改。
④ 夹沙：原脱，据文义及《太平惠民和剂局方》卷五"来复丹"补。
⑤ 掇：《太平惠民和剂局方》卷五"来复丹"作"慢"，义长。
⑥ 太：原作"水"，据文义及《太平惠民和剂局方》卷五"来复丹"改。
⑦ 澄：原作"澧"，据《太平惠民和剂局方》卷五"来复丹"改。

者五十粒，小儿三五粒，新生婴儿一粒。小儿慢惊风，或吐利不止变成虚风搐搦者，非风也，胃气欲绝故也，用五粒研碎，米饮送下。老人伏暑迷闷，紫苏汤下。妇人产后，血逆上抢闷绝，并恶露不止，及赤白带下，并用醋汤下。常服和阴阳，益精①神，散腰肾阴湿，止腹肠冷疼，立见神效应。诸疾不辨阴阳证者，并宜服之，灵异不可具纪。

养正丹出宝林真人谷伯阳《伤寒论》中，一名交泰丹　却邪辅正，助阳接真，治元气虚亏，阴邪交阳，正气乖常，上盛下虚，气不升降，呼吸不足，头旋气短，心神怯弱，梦寐惊悸，遍体盗汗，腹痛腰疼，或虚烦狂言，口干上喘，翻胃吐食，霍乱转筋，咳逆不定。又治中风涎潮，不省人事，阳气欲脱，四肢厥冷，如伤寒阴盛，自汗唇青，脉沉，最宜服之，及妇人产后血气身热，月候不均，带下腹痛，悉能治疗。常服济心火，强肾水，进饮食。

硫黄研细　黑锡②去滓，净秤，与水银结砂子　水银　朱砂细研。以上各一两

上用黑盏一只，火上熔黑铅成汁，次下水银，以柳枝子搅匀，次下朱砂，搅令不见星子，放下少时，方入硫黄末，急搅成汁，和匀。如有焰，以醋洒之。候冷取出，研如粉极细，用糯米粉煮糊为丸，如绿豆大。每服二十粒，加至三十粒，盐汤下。此药升降阴阳，既济心肾，空心食前枣汤送下，神效不可具述。

黑锡丹丹阳慈济大师受神仙桑君方　治脾元久冷，上实下虚，胸中痰饮，或上攻头目彻痛，目睛昏眩，及奔豚气上冲胸腹，连两胁膨胀，刺痛不可忍，气欲绝者，及阴阳气上下不升降，饮食不进，面黄羸瘦，肢体浮肿，五种水气，脚气上攻，及牙龈肿痛，

---

① 精：原脱，据《太平惠民和剂局方》卷五"来复丹"补。

② 黑锡：铅。

满口生疮，齿欲落者，兼治脾寒心痛，冷汗不止。或卒暴中风，痰潮上膈，言语艰涩，神昏气乱，喉中痰响，状似瘫缓，曾①用风药，予吐不出者，宜用此药百粒，煎姜枣汤灌之，压下风涎，即时苏省，风涎自利。或触冒寒邪，霍乱吐泻，手足逆冷，唇口青黑，及男子阳事痿怯，脚膝酸软，行步乏力，脐腹虚鸣，大便久滑，及妇人血海久冷，白带自下，岁久②无子，血气攻注头面四肢，并宜服之。兼疗膈胃烦壅，痰饮虚喘，百药不愈者。常服克化饮食，养精神，生阳逐阴，消磨冷滞，除湿破癖，不动真气，使五脏安宁，六腑调畅，百病不侵。

歌曰：阴损阳衰实可伤，纵调荣卫亦难将。气羸血运痰生者，诚听桑君为发扬。夫妻合会功成四，铃子沉香一两赊。木附胡芦阳起破，桂茴肉豆等无差。梧桐酒糊精修炼，反③老还童事可嘉。

黑锡先熔了，去④滓净秤　硫黄透明者结砂子。各二两　金铃子蒸熟，去皮⑤、核　沉香镑　木香　附子炮，去皮、脐　胡芦巴酒浸，炒　阳起石研成细粉，水飞　破故纸酒浸，炒　肉桂只须⑥用半两　舶上茴香炒　肉豆蔻面裹煨。以上各一两

上用黑盏或新铁铫内如常法结黑锡、硫黄砂子，地上出火毒，研令极细，余药并杵，罗为细末，都一处和匀入研，自朝至暮，以黑光⑦色为度，酒糊丸如梧桐子大，阴干，入布袋内擦令光莹。每服三四十粒，空心姜盐汤或枣汤下，妇人艾醋汤下。

---

① 曾：原作"胃"，据文义及《太平惠民和剂局方》卷五"黑锡丹"改。
② 久：原作"人"，据文义及《太平惠民和剂局方》卷五"黑锡丹"改。
③ 反：原作"及"，据文义及《太平惠民和剂局方》卷五"黑锡丹"改。
④ 去：原脱，据《太平惠民和剂局方》卷五"黑锡丹"补。
⑤ 皮：原作"良"，据文义及《太平惠民和剂局方》卷五"黑锡丹"改。
⑥ 须：原作"损"，据文义及据《太平惠民和剂局方》卷五"黑锡丹"改。
⑦ 光：原作"先"，据文义及《太平惠民和剂局方》卷五"黑锡丹"改。

玉华白丹 唐冲虚先生三①品制炼方，曾经进宣政间，系上品丹清上实下，助养根元，扶衰救危，补益脏腑。治五劳七伤，夜多盗汗，肺痿虚损，久嗽上喘，霍乱转筋，六脉沉伏，唇口青黑，腹胁刺痛，大肠不固，小便滑数，梦中遗泄，肌肉瘦悴，目暗耳鸣，胃虚食减，久疟久痢，积寒痼冷，诸药不愈者，服之如神。

白石脂半两，净瓦阁起，火煅红，研细，水飞　炼成钟乳粉一两　阳起石半两，用甘锅盛于大火中煅令通红，取出酒淬，放在阴地上令干，不可晒　左顾牡蛎七钱，先用韭叶捣盐泥固济，火煅，放冷取白者，净秤半两

上四味，各研令极细如粉，方拌和作一处令匀，研一二日，以糯米粉煮糊为丸，如鸡头大，入地坑出火毒一宿。每一粒，空心浓煎人参汤放冷送下，熟水亦得。常服温平不僭，泽肌悦色，祛除宿患。妇人久无妊者，以当归、熟地黄浸酒下，便有符合造化之妙。或久冷崩带虚损，脐腹撮痛，艾醋汤下，服毕，以少白粥压之。忌猪羊血、绿豆粉，恐解药力。尤治久患肠风脏毒。

神禹疏凿丸　治元气衰少，膀胱津液虽藏而不化，又遇上焦有寒，不能引导阴阳，开通闭塞，决②渎之官自失所司，水道无由而出，又与气相壅，停留膈间，久而为饮，渐渍脾土，脾既得湿，而化郁蒸淫于支③腹，上浮于肺，肾尤虚者，则独乘于下部，是以令人素盛而令④衰瘦，膈间常有水声，肋胁胀闷，上气喘急，四肢沉重，遍身浮肿，或遍痤腰脚，小便减少，饮食不思。此药壮元气，补脾肾，逐痰饮，除湿肿。非若破故纸辈以反收水液，甘遂

---

① 三：原作"五"，据本方制法及《太平惠民和剂局方》卷五"玉华白丹"改。

② 决：原作"洪"，据文义及《普济方》卷二二六改。

③ 支：四肢，后作"肢"。《正字通·支部》："支，与肢通。人四体也。"

④ 令：据《金匮要略·痰饮咳嗽病脉证并治》，疑为"今"字之误。

类以虚经气，老幼虚人皆可服饵，久之大有效。

吴茱萸六两，拣　茴香拣　苍术剉　陈橘皮剉　青盐已上各四两　川椒去子、闭目者　厚朴剉，先去皮　干姜剉。已上各三两

上以水一斗①，同于瓷器内煮，水尽为度，取出焙干。

附子炮，去皮、脐　枳实去穰，麸炒焦黄。各六两　木瓜四两，干者　川乌炮　赤茯苓各三两　木香一两半　天雄如无，以大附子代之　椒目炒　木通　石硫黄舶上者，去沙石，别研。已上各二两　阳起石二两半，真者，酒煮半日，别研极细

上同为细末，然后入阳起石、硫黄二味拌匀，生姜自然汁打面糊为丸，如梧桐子大。每服五十丸，温酒或米饮下。

桃仁酒

桃仁一千二百枚，汤浸，去皮、尖、双仁　清酒三斗

上先捣桃仁令碎，砂盆中细研，以少酒浸取汁，再研绞，使桃仁尽即止，都入一小瓷器中，置于釜内，以重汤煮，看色黄如稀饧，便取出。每服一中盏，日二服。其味极美，女人服之，令光悦，益颜色，甚妙。

长生酒法

老硫黄四两　峡椒四两，去合者　诃子七十二个，去头、尖

上件药三味，各用一绢袋子内盛，以法酒一斗浸七日，诃子一月一换，椒一季一换。服至经年，须发再黑，上凉下暖，百病不生，久服延年。每温一盏服，日再之。

服黑豆法　延年益颜。

一料九粒，左手下，右手上，用东日照处壁土，去藁筋，滴少水，日中时面正看日挪，念咒云：揔②水土以会五行，并此豆益

---

① 斗：《普济方》卷二二六作"斛"。十斗为一斛。

② 揔（zǒng 总）：揽。

壮阳道。上挪子数遍，咒十数遍，吸太阳气吹豆上，如此五七遍，或十数遍，豆黑色，一日咒三两料，收净处。每绝早空心新汲水吞下一粒。忌黄连。

覆盆子方

熟干地黄二两　菟丝子　五味子　枸杞子　覆盆子　牛膝　胡芦巴　绵黄芪已上各一两

上为末，炼蜜丸如梧桐子大。每服三五十丸，食前以生地黄汁熬成膏，每服半匙，用酒调送下。

青城山葛真人秋乳丹　治男子脾肾久弱，下部一切痼冷之疾，遗泄不禁，小便滑数，囊外湿痒，及脾元不固，饮食无味，久而脾泄，变为寒热，似疝①而多寒，滑泻白脓，及妇人子宫久冷，胎胞不固，赤白带下，并宜服之。

秋石四两　钟乳粉二两，真者　云母粉二两　牡蛎左顾者，以黄泥固一指厚，于文武火煨干，候以炭火煅通红，不以多少，去外黑者，用粉研细，四两　寒水石半斤，生研为粉，内信砒一两，以一沙盒约盛得恰好，上下以粉紧填信砒一两，外用纸筋、黄泥固一重约半指厚，阴干，以十斤火一煅，去尽砒烟，取出放冷，用白矾三两，内一两，飞干②

上六味，同研极细，用圆正半夏十两为末，水熟煮成稀糊为丸。每服一二粒，空心盐汤下，妇人醋汤下。丸如梧子③大，候极干服。一法旋冷水滴为丸，只要研极细，阴干，复以甘锅盛了，瓦片子盖头，大火一煅，功力尤大。半夏稀糊丸者平稳，功力虽少，久服见效。

秋石阴取煅法水淘日阴取④　五六月间小便，不以多少，澄去

---

① 疝（shān　山）：疝病。
② 干：《普济方》卷一二〇作"过"。
③ 梧子：原作"●此"，据《普济方》卷一二〇改。
④ 水淘日阴取：此5字原无，据目录补。

清，取下面浓者，为水中金也。用新瓦器内新汲水淘澄极净，聚之颇多，又以新瓦大盆中，日中晒极干，再淘三两次，又令干，方用砂甘锅大者紧填极实，以盐盖一重，用气袋烹火炼之，成汁雪白方用。忌妇人小便，不可用也。

云母粉法 云母石，五色具者，不以多少，淘洗极净，以夹绢袋，用官桂末旦一斤，石三两末为准，连须葱二十根，切细用，入袋中，以银砂石器中，水满盛器中煮，又添热汤烹煮，觉石软，于盆桶内以冷水浸，而和袋揉洗，下者为粉也。如取未尽，再煮之，再洗妙。

三阳丹 治男子气弱，丹田冷痛，脏腑泄泻，妇人血海冷疼，一切冷病，并皆治之。

五月五日，将新瓶一只，收大艾叶一瓶，按紧不令虚，用好煮酒三升，淋下瓶内，以箬叶并纸札缚了，次用泥封，却逐日将去日中晒，至九月重阳日取开，焙干，为细末，用煮酒打面糊为丸，如梧桐子大。每服三十丸至四十丸，空心用盐汤吞下，妇人醋汤下，大有功效，更不尽述。

金樱煎 冬月采金樱子，俗名鸡头樱，未十分熟者，不拘多少，新筐中擦去刺，以竹刀或铜刀破开，刮去穰，净洗，晒略干，捣碎，瓷锅中用水煎四五十沸，滤去滓，熬汁，候浓如冰糖，用鸡头肉为细末，同熬成膏。每服一匙头许，空心、食前用温酒下，功效未易具述。或无鸡头，只以金樱煎，调酒亦得。

增损肾气丸 填补止渴。泗州杨吉老传。

干地黄八两　薯蓣　泽泻已上各四两　茯苓　牡丹皮　附子炮，去皮、脐　桂心去皮。已上各三两　山茱萸五两

上为细末，蜜和为丸，如梧桐子大。每服十丸，温酒送下，空心食前。

熟干地黄丸 常服平补，益颜色，填骨髓①，去劳倦、膈热、咯血等疾。

熟干地黄十两，温汤洗过，焙干秤　枸杞子五两，拣择净，先洗，焙干秤　肉桂半两，不见火，去粗皮

上件先将熟干地黄、枸杞子二味捣为细末，别捣桂为细末，一处拌匀，炼蜜为丸，如梧桐子大。每服三十丸至五十丸，空心食前用温酒或温熟水下，日二服。

鹿角霜丸 治精气虚滑，真气不接。

鹿角霜二两　白茯苓一两　山药一两　远志半两，去心　附子一个，炮，去皮、尖

上为细末，酒糊为丸，如梧桐子大。每服三四十丸，用米饮、温酒任下，空心食前。

治遗精白浊②

加减太乙金锁丹 秘精益髓。治梦遗不禁，小便白浊，日渐羸瘦。

莲花蕊四两，未开者，阴干秤　五色龙骨五两，研细　覆盆子五两　鼓子花三两，五月五日采　鸡头一百颗，生取肉作饼，曝干

上为末，取金樱子二百个，去毛子，木臼内捣烂，水七胜，煎取浓汁一胜，去滓，和药入臼内，捣一千下，丸如梧桐子大。每服二三十丸，空心盐酒下，百日永不泄。如要通，即以冷水调车前子末半合服之，如欲秘，再服之。忌葵菜。

莲肉散 治小便白浊，梦遗泄精等疾。

益智肉　石莲肉　五色龙骨

---

① 髓：原作"體（体）"，据《普济方》卷二二四改。
② 浊：原脱，据目录补。

上等分为末，每服二钱，空心清米饮下。

玉锁丸 秘精气，锁丹田，治梦遗失精，小便白浊。

败荷叶二两，晒干，不见火　牡蛎左顾者，煅过　五色真龙骨三钱，别研细　白茯苓一两

上为末，败蜡为丸，如梧桐子大。如无败①蜡，只以蜡糊代之。每服五丸，空心麦门冬水下，日二服。如觉阳道衰微，小便清，梦遗止，即住服。忌酒并热面、动风等物。如欲阳道如故，即以麝香酒解之。此药大衰痿阳道，止妄心，惟修真养性之士宜服之。

牡蛎丸 治中年已后，肾气虚冷，梦遗泄精，小便白浊。

石亭脂②研，生用　牡蛎用醋浸少时，生用　青盐作糊　龙骨真者，饭上蒸一次

上等分为末，以青盐打糊为丸，如梧桐子大。每服三十丸，空心盐酒、盐汤下，见效即住服。中年以下，去石亭脂。

乳香茯苓丸 治心气不足，小便白浊，梦遗不禁。

坚白茯苓二两　乳香一字，研

上为末，蒸饼为丸，如梧桐子大。每服三十丸，食后、临卧麦门冬水下。

治小便白浊，及妇人赤白带下，**乌头丸**。

用艾叶一斤，于锅内不住手炒令黑，不得令作灰，时时用好醋洒之。如火着，以好醋再洒灭③之，候俱黑；或微火着，又即以好醋微洒。用纸铺在净地上，急以盆盖之，候冷，取为末用，以微粗罗子罗之入药。

---

① 败：原作"数"，据文义改。
② 石亭脂：又称"石硫赤"，系硫黄之呈红色者。
③ 灭：原作"减"，据文义改。

苍术用四两，米泔浸一宿，切作片子，候微干，即以细石灰炒令微黄色，去石灰　干木瓜二两，水洗净，焙干　干姜二两，面裹炮焦，去面　牡蛎四两，火煅令赤　川乌头二两，炮裂，去皮、脐，剉　枯白矾半两，火上枯干　肉苁蓉二两，酒浸七①，细剉，焙干　干山药二两　益智子二两，取仁，炒

上件九味，除艾叶外，碾为细末，与艾霜同拌令匀，用好煮酒或清酒、好醋相拌，打面糊为丸，如梧桐子大。每服三十丸，渐加至五十丸，温酒或盐汤送下，空心食前、临卧，日进三服。

治白浊，**赤脚道人龙骨丸。**

龙骨半两　牡蛎半两

上二味，研为细末，同入鲫鱼腹内，用纸裹，入火内炮熟为度，只用二味药，和鱼肉搜为丸。每用鲫鱼大小无拘，三四尾，只着尽上件药尽为度。服时看药效如何，更入茯苓半两，远志半两，同入药内尤佳。每服二十丸，空心米饮下。

治诸淋

通草散　治肾气不足，膀胱有热，水道不通，淋沥砂石，痛不可忍，或出鲜血，并皆治之。

通草二两，切作片，以糯米水饮拌，日中晒干　白芍药一两　王不留行半两　甘遂三钱　石韦一两，去毛　葵子一两半　滑石半两　蒲黄一两，炒　桂心一两

上件为末，每服三钱，沸汤调下。

榆皮散　治肾气伤惫，劳淋不止，无时遗沥，或热淋妨闷。

榆皮刮去青　黄芩　瞿麦　赤茯苓　通草②　鸡苏　郁李仁去

---

① 七：疑为衍文或下有脱文。

② 草：原脱，据文义及《普济方》卷二一五"榆皮散"补。

卫生家宝方

一二六

皮　山栀子去壳

上等分，为剉散。每服五钱，水一盏半，煎至八分，去滓，空心服。

莲心散　通阴阳，利大小便妙方。

莲心四十九个，瓦上焙干，为末　建茶一小块　蜜一匙

上作一服，用井花水半盏调匀，服之立通。

治血淋不止，**清泉汤**。

棕榈皮不计多少，西川者佳

上件药分为两处，一半生炒捣为末，一半烧灰为末，每服生、熟各半钱，空心温酒调下，立效。

治因酒色太过，眼赤腹胀，脓血淋沥，腹痛，**七圣散**。

五苓散①半两　杏仁一分，去皮、尖，研　桃仁一分，去皮、尖，研

上和匀，每服三钱，温水调下。

火府丹　治心经热，小便涩，及五淋等疾。

生地黄二两　木通一两　黄芩一两

上为末，炼蜜丸如梧桐子大。每服三十粒至四十粒，煎木通汤下。此药大治淋沥，脐下满痛。

七宝丹②　治砂石淋，每便欲死，砂石自便中出，此由水遇热搏结而成砂，谓之石淋。

琥珀研　乳香研　没药研　桃胶研　蒲黄微炒　郁李仁汤浸去皮，细研，入面少许研匀，冷干，再入水两三滴，和小饼子焙干　石韦去毛

上等分为末，每服一钱，温酒调下，先用好实胡椒烧存性，研细，用好酒一小盏调服，移时③即进七宝散服之。

---

①　五苓散：《普济方》卷二一五作"五淋散"，义长。

②　丹：原作"汤"，据目录及本方剂型、用法改。

③　时：原作"特"，据文义改。

治五淋，通利，**琥珀散**。

真琥珀一味，用薄荷、生姜、生地黄、车前子、藕节研取汁调服，一服愈，甚者再服①。

又方，真琥珀一味，研细，取芭蕉根自然汁调一钱，空心服，立效。

香白芷散　治五淋，经验。

香白芷三分②　郁金　滑石各一两

上为末，每服一大钱，沙石、血淋用竹叶灰温酒调下，甚者二服差。

热淋如血方③　治热淋如血，极验。

蚕种烧灰，入麝香少许。

上件每服一钱，麦门冬水调下。

治诸劳

二十四味大建中汤④　治男子诸虚劳气，四肢倦怠，骨节酸疼，羸瘦乏力，心多怔忪，日渐黄瘦，胸膈痞满，不思饮食，及治妇人血气风劳，月水不调，服之令人有子，如患气块，立得消化，其功不可具述。

荆芥穗　柴胡　秦艽　白芷　肉豆蔻　黄芪　鳖甲醋炙黄，净洗　官桂去皮，不焙　桔梗已上各二两　当归净洗　蓬莪术　川芎麦门冬去心秤　白芍药　人参　茯苓去皮　酸枣仁去皮，别研　枳壳

---

① 真琥珀……再服：此30字《普济方》卷二一四"琥珀散"作"真琥珀、薄荷、生姜、生地黄、车前子各二两，藕节五段。上研为末，取汁调服，一服愈，甚者再服，皂角酒下"。

② 三分：《普济方》卷二一四"琥珀散"作"一两"。

③ 热淋如血方：此方名原脱，据目录补。

④ 汤：原脱，据目录补。

去穰，麸炒　海桐皮　甘草炙　干地黄　木香已上各一两　沉香半两
槟榔半两

上二十四件，共捣罗为末，每服二钱，水一盏，生姜三片，乌梅二个，同煎至七分，温服。如觉脏腑即热，空心服；小便多，即食后、临卧服。

香水洒衣法　凡治传尸，医者并家人并先以香水洒身，恐虫飞出着人，以此法防之。

安息香研　檀香镑细　茅香　乳香研

上煎水，洒衣并头面。

天灵盖散　治一切传尸，杀一切劳虫。

天灵盖如两指大，以檀香煎水洗过，用酥涂炙时①念咒曰：雷公神，雷母圣。逢传尸便须念七遍　槟榔五个，如鸡心者，生用　连珠甘遂半两，并为末　阿魏一分，别研　安息香一分，用铜刀子切，入钵内研，和诸药　麝香二钱，当门子，别研

上六味，再研匀。每服三钱，用后汤调下。

薤白　葱白各二七茎　青蒿一小握　桃枝　柳枝　桑枝　酸石榴枝并用向东南嫩条，各长七寸　乌梅五个

上八味，用童子小便四胜，同入银器内，文武火煎至一胜，滤去滓，分作三盏，将前药末三钱调下，五更初服。男子患女人煎，女人患男子煎。服药后，如觉有逆吐，即用白梅止之。天明觉脏腑鸣，须臾②转下虫及恶物黄水异色粪秽。若一服未下，辰③巳间更进服，各温吃。若泻不止④，用龙骨、黄连、诃子等分为末，熟水调下一二钱，立止，次以白粥补之，用温药调补。如虫

---

①　时：原作"将"，据文义及《普济方》卷二三七改。
②　臾：原脱，据《普济方》卷二三七补。
③　辰：原作"展"，据文义及《普济方》卷二三七改。
④　止：原作"上"，据文义及《普济方》卷二三七改。

下，急以猛火一枚①投之，钤②取虫入沸油烹之，研碎埋地中。

治男子妇人骨蒸劳疾，久虚人不可服，**鳖甲散**。

鳖甲醋煮　大黄湿纸裹，煨香　赤芍药　常山醋煮　柴胡醋浸一宿，焙干　茯苓　当归去芦　干漆炒青烟为度　白术　生熟地黄　石膏已上等分一两　甘草半两，蜜炙　如盗汗，加麻黄根一两。

上为粗末，每服二大钱，入小麦五十粒，水一盏半，煎至一盏，去滓服，日进三服，常救人有验。

经效枳壳饮子

治妇人五心烦热，夜多盗汗，肌肉黄瘦，经候不匀，四肢倦怠，心胸满闷，状似劳气。

枳壳二两，麸炒，去穰　红芍药一两　柴胡一两半，去苗　黄芩一两　吴半夏一两，汤浸七次，姜汁浸三宿，用麸炒令黄色，去麸

上为末，每服二钱，水一盏，生姜一块拍破，枣二枚，同煎至八分，去滓温服。候五心烦热及身体潮热退，方可住③服。

兰台散

治骨蒸劳热骨立，五心烦热。又，大病后或大下后多睡或不睡。

乌梅肉一两，去核取肉，瓦上焙燥后秤　蛇黄二两，火煅红，投米醋中淬，又烧、淬，凡二十遍

上同为末，每服二钱，以蔄汁调下。虚劳潮热不止，煎后地仙散调服，尤验。若小儿睡起不了了者，此为神不聚，此药能收敛之。

地仙散　治骨蒸肌热，解一切虚烦燥渴，生津液。

---

① 枚：《普济方》卷二三七作"炊"。
② 钤：《普济方》卷二三七无，疑为衍文。
③ 住：原作"任"，据文义及《博济方》卷四"枳壳饮子"改。

地骨皮自采　甘草炙　防风去叉股者，去芦头秤。以上各一两

上件为末，每服二钱，水一盏，入生姜三片，竹叶七叶，煎至七分服。别法有鸡苏一两。

生肌散　治骨蒸，退里外潮热甚妙。

黄芪一两半　当归三分　荆芥穗半两　白芍药一两　甘草半两地骨皮一两　川芎半两　人参半两

上为粗末，每服三钱，用水一盏半，乌梅一个，煎至一盏，去滓服。

治五脏虚劳气攻，四肢无力，手足酸疼，背胛拘急，日渐虚弱，心下气满，不思饮食，**异香鳖甲散**。

鳖甲二两，醋炙黄　牛膝一两半，酒浸　熟地黄一两半　人参二两半　大黄三分，煨　黑附子炮，去皮、脐　京三棱炮　白茯苓　羌活枳壳去穰，麸炒　肉桂去皮　厚朴姜制　五味子　木香不见火　当归白术炒　白芍药　肉豆蔻已上各一两

上件为粗末，每服三钱，水一大盏，入枣子三个，生姜五片，同煎至七分，去滓温服。

前胡木香散　调顺三焦，平和胃气。治男子妇人五劳七伤，气膈不通，日渐消瘦。

前胡一两　柴胡一两　木香一两　秦艽一两　京三棱半两，煨官桂一两　茴香一两　槟榔三个，面煨　白术一两　草豆蔻三个，去皮甘草半两，炙　青皮半两　川芎半两　甜葶苈半两，微炒

上每服一钱，水一盏半，姜三片，乌梅一个，煎至六分，温服。

补劳茯神散　补一切气虚劳疾。

茯神　白茯苓　人参　远志去心　龙骨　肉桂　陈皮　甘草炙。已上各一两　当归　五味子　麦门冬去心。已上各一两半　黄芪二两

上为末，分作八服，入枣七个，生姜五片，用水一胜半，煎至一胜，趁煎药后空心服之。

七伤散　治男子风虚五劳七伤，面色黧黑，肌肉消瘦，皮发焦枯，短气乏力。此药补虚，疗脾气。

黄芪二两　干姜二两，炮　柴胡一两半　舶上茴香炒　白术　人参去芦　白茯苓　陈皮去白　白芍药　桔梗炒　紫菀去土　白芷各一两　苍术五两，去皮

上为末，每服三钱，用猪石子①一对，去皮膜，批作片子，入盐一捻，与药拌匀，掺在石子内，湿纸裹，煨熟为度，放温，细嚼，米饮下。忌冷水并动风等物。

人参蛤蚧散　治二三十年肺气上喘劳嗽，咯吐脓血，满面生疮，遍身黄肿。

蛤蚧一对，头尾全者，河水浸五日，逐日换水，浸软，净洗去腥气，慢火酥炙香熟　白茯苓二两　甘草五两，擘破，慢火炙紫色　人参二两　贝母二两　桑白皮二两　杏仁五两，汤浸，去皮、尖，麸炒黄色　知母二两

上为末，净瓷盒盛，每日好茶点一二钱。一料永除病根，神效。

五味子丸　治虚羸劳瘦，短气，夜梦鬼交，肉骨烦疼，腰背酸痛，动辄微喘。

五味子三两　续断二两　地黄一两　鹿茸一两，切片醋炙　附子一两，炮，去皮、脐

上为末，酒糊丸如梧桐子大。每服二十丸，盐汤下。

小品汤　治血虚潮热往来，呕逆，自汗，浑身酸痛，咳嗽，背胛拘急。

---

① 猪石子：猪的睾丸。

黄芪二两，去芦　人参一两，去芦　白芍药二两，微炒　白茯苓一两，去皮　半夏一两，汤泡洗七次去滑，切焙　肉桂一两，去皮　甘草一两，微炙　当归一两，洗，去芦

上为粗末，每服三钱，水一盏半，姜三片，大枣一枚，去核，同煎至七分，去滓温服，食前。

和中散　补脾胃，解劳倦，退热止呕，消痰进食，轻健四①肢。

人参一两，去芦　白茯苓一两，去皮　白术一两　白扁豆半两，姜汁浸一宿，蒸过，去皮，焙干微炒　黄芪一两，去芦　甘草半两，微炙　木香一分，煨　藿香叶半两，去梗　缩砂仁半两　半夏一两，汤泡洗七次

上为细末，每服二大钱，水一盏，姜五片，枣一枚，去核，煎至六分，稍热服，不计时候。

治虚劳咳嗽痰盛，渐成劳疾，**名加减建中汤**。

黄芪二两或三两　白芍药六两　桂二两　甘草二两　加半夏五两

上为粗末，水一盏半，药末四钱，生姜五片，枣子二枚，同煎至七分，去滓，入饧少许，再煎饧熔，食前温服。腹胀者，去枣，加茯苓三两；心忡悸者，加柏子仁三两；潮热者，加柴胡三两；喘者，加五味子三两；自汗，加小麦同煎服。

人参五补散　治五劳七伤，肌瘦体热，皮毛干槁，四肢疼倦，不思饮食，气虚耳鸣，便旋频并，痰嗽盗汗，并皆主之。此药疗百病，大有神效。

人参二两　黄芪二两　当归一两，酒浸　生干地黄二两，酒浸，焙　木香一两，生　川芎一两　桑白皮一两　秦艽一两，去芦　白术一两　白芍药二两　沉香半两　紫菀取茸，一两　柴胡一两，去芦　天门冬一

---

① 四：原脱，据《普济方》卷二十五补。

两，去心　半夏一两，汤洗十四遍，为末，姜汁炒①饼，炙　白芷一两　甘草二两，炙

上件为末，每服二钱，水一盏，姜钱三片，枣一个，煎至八分，温服，不拘时候。

大黄芪散

治劳倦，补虚，益颜色，填骨髓。

黄芪生，细剉　款冬花焙　牛膝去头，酒浸一宿，焙　柴胡去芦，洗　秦艽生　青橘皮去白，炒　茴香舶上者，炒　木香水调面裹，炮，忌伤火。以上拣净，各半两　贝母大者七个，汤炮七次　杜仲酒浸一宿，擘开，渗尽酒，炙黄色　肉桂去皮，不见火　穿心巴戟有心去，生用　甘草炙黄　萆薢　石斛已上各一分　附子大者，六七钱重，炮制，去皮、尖

上十六味，精细洗，焙为末。每服二钱，水一盏，生姜三片，枣子一个，同煎至七分，倾向盏内，以碗盖出汗，和滓②温服，日进三服。忌生冷、油面、炙煿、带壳物，空心食前服。

何仙姑庆世丹　如有人抱一切危疾，及瘫痪痛楚，久在床枕，旦暮斋心服之，灵神必护，一名四神丹。能还精定魂魄，安五脏，和六腑，添智慧，乌发黑髭，去八邪，一名还精丹。能补五脏不安，四肢少力，口干，气虚神乱，骨节疼痛，毛发焦枯，一名护命丹。此药禀天地之气，感得洞府仙岩间有神仙降灵，居处立便去邪，一名延灵丹。如有恶疾居体不安，行履艰难，饮食不进，或寝寐不安，或痛连筋骨，或十生九死，服之是疾皆除，驻颜色，长肌肉，耳目聪明，四体强健，延年益智。

枸杞子《仙经》云此药是星生之精，益血海，足筋骨，补气安神　菊

---

① 炒：《普济方》卷二二八"人参五补散"作"作"。

② 出汗和滓：《普济方》卷二三引《卫生家宝》"大黄耆散"作"出汗，去滓"，义长。

花《仙经》云是木之精，服之耳目聪明，去头晕①手软，利九窍，通三焦。去萼用　远志疗胃膈痞闷，去惊邪，润肌肤，壮筋骨。须用硬物捶破，取去心　车前子《仙经》云是镇星之精，益胃，安意魄，驻颜，去夜惊忘魂　巴戟《仙经》云是黄龙之精，去心疾，补血海，轻身延年　生地黄用干者，去芦头。《仙经》云是太阴之精，开心神，去邪，养脾胃五千荣②卫神　覆盆子《仙经》云是神门之精，助阳轻身，安五脏三万六千神　白术《仙经》云是太阳之精，能正气，止吐逆，消食化痰，温荣卫　苁蓉用有肉者，其药一百年一生，入小肠，补下元。酒浸七日　菖蒲细小九节者，能升智惠③，添神明，暖下元，补虚，减小便　牛膝治湿脚气，腰膝疼痛。去芦头，酒浸七日　地骨皮　菟丝子酒浸七昼夜，晒干，炒令黄色为度　续断治五劳七伤　细辛疗百病，顺气，益血海。去苗用　何首乌性温无毒

上各用本土所生者，等分，逐药择洗，捣罗为末，炼蜜为丸，如梧桐子大。每服二十九至三十丸，空心食前温酒下。服一月，百病不生；服一年至二年，返老还童，颜貌若莲花，是病皆除，元是神仙之术。

治诸腰痛

治腰疼，**补髓膏**。

破故纸一两，锅内炒令八分熟，再入油麻半两同炒，油麻香为度

上放冷，入胡桃肉，同前药并油麻烂嚼，盐酒或盐汤送下。

又方，**五加皮散**。

---

① 晕：原作"湿"，据文义及《普济方》卷二三引《卫生堂方》"何仙姑庆世丹"改。

② 荣：原作"劳"，据文义及《普济方》卷二三引《卫生堂方》"何仙姑庆世丹"改。

③ 惠：原作"惑"，据文义及《普济方》卷二三引《卫生堂方》"何仙姑庆世丹"改。

五加皮　杜仲炒

上等分为末，酒糊丸如梧桐子大。每服三十丸，温酒下。

趁痛丸　治腰痛不可转侧，痛不可忍。此由劳役用动伤经络，或因从高坠下，气滞于足太阳之经，留而不得行，为正气冲击而致伤痛。

附子半两，炮，去皮、脐，为末　牵牛末一分

上酒糊丸如梧桐子大。每服二十丸，盐汤下。

治腰疼，**散滞丸**。

黑牵牛二两①　大蒜三个，面裹熟②

上将牵牛瓦上焙，不得动，为细末，研蒜丸如绿豆大，朱砂为衣。每服二十丸，温酒下，只一服便安③。

内补散　治远年日近腰疼，丈夫妇人肾脏久虚，腰疼不可忍者。

青皮去穰秤　破故纸炒　威灵仙去芦，洗、焙。已上三味各一两④

上为细末，每服二钱，温酒调下，空心食前。

菟丝子丸　治腰膝疼痛。

菟丝子一两　白石英九钱　干姜八钱　杜仲七钱　白术六钱　人参五钱

上同为细末，炼蜜为丸，梧桐子大。每服三十丸，空心温酒下。

---

①　二两：《普济方》卷一五四作"不拘多少，碾取头末，去滓不用"。

②　三个面裹熟：《普济方》卷一五四作"每一瓣大蒜入巴豆肉一粒在内，用湿纸裹定，煨令蒜熟，去巴豆"。

③　上将牵牛……一服便安：此37字《普济方》卷一五四作"上将蒜研细，和牵牛为丸，如梧桐子大。每服五丸，空心、食前以醋茶汤送下，量虚实服。一方无巴豆，朱砂为衣，每服二十丸，酒送下"。

④　一两：《普济方》卷一五四此下有"黑牵牛三两"5字。

治痟渴

天花丸① 治渴等疾。

痟渴数中痟肾病，三焦五脏生虚热。唯有膀胱冷似冰，意中饮水无休歇。小便昼夜不记行，骨冷皮焦心肺裂。本因饮酒炙煿多，四体肌肤转淋渴②。莫教便利白如泔，口苦咽干舌如血。若如此状病须危，遇此神仙真妙诀。

辰砂一两 牡蛎半两，煨 知母半两 苦参半两 白扁豆二两，炒 天花粉半两 金箔二十片 银箔二十片 芦荟一分 黄连三两，童子小便浸三宿 铁艳粉③一两，别研

上为末，取生瓜蒌根自然汁和生蜜为丸，如梧桐子大。每服三十丸，麦门冬汤下，无不应验。

铅丹散 治痟渴等。

铅丹二两 胡粉二两 栝蒌根十两 甘草十两 泽泻二两半 石膏二两半 赤石脂一两半 白石脂二两半

上为末，熟水调三钱，量人羸壮服之，食后、临卧。如肚疼，以浆水调。

地黄饮子④ 痟渴咽干，面赤烦躁。

熟干地黄洗 黄芪蜜炙 泽泻 生干地黄洗 天门冬去心 麦门冬去心 枇杷叶去毛，炙 枳壳切，炒，去穰 石斛去根，炒 甘草炙 人参

---

① 丸：原作"散"，与剂型不符，据《普济方》卷一七六引《经验良方》"天花丸"改。

② 转淋渴：《普济方》卷一七六引《经验良方》"天花丸"作"淋转渴"。

③ 铁艳粉：又称铁华粉，系铁与醋酸作用后生成的锈末。

④ 地黄饮子：此方名原脱，据目录补。

上等分为粗饮，每服三钱，水一盏，煎至六分，去滓温服，食后、临卧服。

治痟渴，**朱砂散**。

乌贼鱼骨_{去皮，研，别入}　浮石_{研，别入}　朱砂_{研，别入}　桔梗_{去芦}　人参_{去芦}　苦杖

上等分，为末，每服二钱，煎浓麦门冬汤调，空心、日午、临卧时服。忌酒色、湿面、油煎、生冷、鲊酱。

铅参散

黄丹_{煅，研，别入，一两}　蚌粉_{炒，研，别入，一两}　人参_{三分，去芦}　天花粉_{三分}

上为细末，每服一大钱，浓煎麦门冬汤调服，空心食前。

治痟渴神方

菟丝子一味，酒浸，焙干，研为细末，炼蜜为丸，如梧桐子大。

上煎菟丝子汤吞下，不拘多少丸数。

治痟渴，**瓜连丸**。

上用冬瓜一枚大者，取去穰，入黄连末实在腹内，浸十余日，觉冬瓜因消时，将冬瓜同黄连捣烂，即丸如梧桐子大。冬瓜汤下，不拘多少。

治痟渴，小便频数，浓滑如油，**蒌连散**。

黄连_{去须，洗净}　瓜蒌_{连穰}，等分

上为末，以生地黄自然汁为丸，如梧桐子大。每服五十丸，食后用牛乳汁下，一日只两服，不可太多，其妙如神。忌冷水、猪肉。

救活丸　治肾虚痟渴，无方可治者。

天花粉　大黑豆_炒

上为末，面糊丸如梧桐子大。每服百粒，以黑豆汤吞下，

大效。

大救生丸① 治瘠渴神效。

夫瘠渴者，日夜饮水百盏尚恐不足，若饮酒则愈渴，三焦之疾。自风毒气、酒色所伤于上焦，久则其病变为小便频数，其色如浓油，上有浮膜，味甘甜如蜜，淹浸之久，诸虫聚食，是恶候也，此名瘠渴。中焦得此病，谓之脾瘠，吃食倍常，往往加三两倍，只好饮冷，入口甚美，早夜小便频数，腰膝无力，小便如泔，日渐瘦弱，此名瘠中也。下焦得此病，谓之肾瘠，肾宫日耗，饮水不多，吃食渐少，腰脚细瘦，遗沥散尽，手足久如竹形，其疾已牢矣。愚医不识义理，呼为劳疾，或云下冷，如此不见痊期，疾之久，或变为水肿，或发背疮，或足膝发恶疮、漏疮，至死不救，但服此药三日，便见水与酒为冤家，兼②口中津润，小便顿减。五日后小便赤色，病毒归于下元，或令人吐，或背脚腰膝疼痛，或呕逆恶心，精神昏困，此乃药之灵验，致令病毒散出，不足怪也。有不传下焦者，主生子母疮，或生背，或生髭鬓间③，为五漏之疮，并皆致命，但服此药，其病自除。患者服八九服，有病除矣。大忌酒色、热面、鱼咸一百日，永除根本，具药如后。

牡蛎生，碾细　苦参生，为末　瓜蒌生，捣　知母生，为末　密陀僧生用。已上各一两　水银　白蜡各八钱，熔，研　黄丹半两④，研入

上为末，若男子患用未生子牝⑤猪肚一个，妇人患用羖猪肚⑥一个，贮药在内，以线缝合，用绳子系在一口新砖上，不令走转，

① 大救生丸：此方名原脱，据目录补。
② 兼：《普济方》卷一七六作"顿尔"。
③ 间：原作"门"，据文义及《普济方》卷一七六改。
④ 半两：《普济方》卷一七六作"半斤"。
⑤ 牝：《普济方》卷一七六作"牡"。
⑥ 肚：原脱，据《普济方》卷一七六补。

更别用瓜蒌根半斤，细切，入在水中，一处和砖①煮，早辰至日午，取出，细切肚子，与诸药末杵为丸，如梧桐子大。空心日三服，每服三十丸，米饮下其药。阴干，不得见日。忌热面并豚鱼、葱白、蒜、炙煿物及酒色一百日，永不发。

渴方② 治渴。

削苍术二两，只用好苍术，削去皮用之，铺上取卖薄片子者不可用，碾罗为细末 石亭脂一两，此是老硫黄色带红者是也。如无，只用透明生硫黄亦得，研令极细

上和匀，杵软饭为丸如桐子，以真蒲黄为衣。每服三四粒，浓煎陈橘皮汤空心服，只三两服，须微泻，煎菟丝子汤补之。菟丝子洗净，用砂石、银器浓煎汤，如熟水饮，冷暖任意。

治疝气

烧绵丸

川楝子去核 马兰花 青橘皮 舶上茴香各一两 飞罗面 木香各一分

上为细末，用生漆丸如鸡头大，针穿三孔，阴干。用新绵半两烧成灰，细研，以无灰酒调绵灰稀稠得所，放温③，下药一丸，正发未发时皆可服之。药在腹中不坏，如要取药时，可饮葵叶汤即下，净洗留之，一丸药可治六七人，神效。

抵圣碧霞丹 治男子小肠疝气，诸药不效者。

---

① 砖：原作"转"，据《普济方》卷一七六改。
② 渴：原脱，据目录补。
③ 放温：原作"温放"，据文义及《普济方》卷二四七引《朱氏家藏方》"烧绵丸"乙正。

茴香炒　川楝子去皮、核　全蝎糯米炒，去尾、羽、刺　北亭①去石　铜绿研　阿魏研　青皮　硫黄　玄胡索　胡芦巴炒

上等分为末，煨葱研为丸，绿豆大。每服七丸，煨葱热酒下，立效。

附子散　治小肠疝气绝妙。

附子一两，炮，去皮、尖、脐　胡椒半两　川楝子十个，炒，去核　舶上茴香半两，炒　马兰花半两，醋半盏，煮干

上件为末，空心温酒调下一钱服。

夺命散　治本脏气及疝癖气，痛不可忍者。

山栀子二十个，紧者，去皮，炒　附子二两，炮，去皮、尖、脐

上为末，分为五服，每用水一升半，煎至三合，通口服之，甚者斡口灌之，不过三服效。如外肾痛者，用川椒半两，白面二匙，以盐水和作饼子裹之，仍用绢绵帛包定，干即再用盐水搜和再用，立效。

软疝丸　治丈夫小肠气攻刺，及胁肋下成块，坚硬不消，妇人本脏血刺血块，攻疰冲心，疼痛不可忍者。

硇砂半两，飞，研　白矾三分，飞，研　硫黄一两，飞，研细　朱砂一两，飞，研细　阳起石一两，用冷水浸七日，出，研面细　当归半两　附子二两，生，去皮、脐　茴香一两　木香三分，煨　丁香一分

上为末，酒糊丸如绿豆大。每服三五丸，煨生姜温酒下。

念珠丸　治膀胱疝气，外肾肿胀，痛不可忍。

乳香三钱，别研　硇砂三钱　黄蜡一两

上件乳香研细，却入硇砂同研匀，熔蜡和丸，分作一百单八

----

① 北亭：又作"北庭"，即北庭砂，硇砂之别称。《本草纲目》卷十一"硇砂"："硇砂性毒，服之使人硇（恼）乱，故曰硇砂。……炳曰：生北庭者上，人呼为北庭砂。"

丸，以线穿之，露一夕，次日用蛤粉为衣，旋取一粒，用乳香汤下。

通圣散 治小肠气痛不可忍。

桃仁六个，去皮、尖 硇砂一两半，去砂石，研 木香一两 茴香一分

上生为末，每服一钱，煎生葱酒调下。一服立止，更不再发。

救痛散 治小肠疝气，筑心疼痛不可忍者。

木香煨 肉豆蔻面裹煨，各半两 京三棱煨 茴香炒 马兰花醋炒 金铃子去核秤，各一两

上为末，每服一大钱，热酒调下。如痛时服之，立效。

鳖甲煎丸 治小肠气，发不可忍，并急淋，此药极有应验。

鳖甲三两，用水浸三日三夜，去裙，米醋蘸炙令脆，为末 桃仁一百粒，汤①去皮、尖，炒黄，细研 硇砂汤化去石，煎成霜秤，三分

已上三味，用酽醋四升，沙盆中慢火熬成膏，更入后药：

厚朴去皮，生姜汁炙 陈皮去白 神曲炒 肉桂去皮。各一两 肉豆蔻四个 槟榔二个 柴胡去苗，一两半

上后七味为末，再温前膏和丸桐子大。每服二十九至三十丸，以细切生葱热酒下。忌生冷、油腻、温面。

如神散 治丈夫妇人小肠气块，从小肠起至心膈间痛不可忍，及口吐清水。

蛤粉半两，烧过 甘草半两 干葛一两

上为末，每服二钱，沸汤点服，极妙。

金铃散 治小肠气及膀胱肾气痛不可忍，外肾肿大者。

川楝子三十个，每个作六块 木香一分 巴豆十个，去心、膜，每个作两段，与川楝子同炒，候巴豆紫色，去巴豆不用 舶上茴香与川楝子等分

---

① 汤：此下疑脱"浸"字。

上为末，每服二钱，好酒一盏，连根葱一寸，同煎令葱白熟，调药末服，食前下。

药煨猪石子法① 治小肠气，服猪石子法。

白牵牛 黑牵牛各二两。二味各炒令黄，为末

上用药末四钱，好獖猪石子一个，薄切片子，开，入川椒一百粒，茴香一百粒，同和药末，糁在腰子内，外用湿纸裹煨，晚食前用无灰酒烂嚼下，高枕而卧到天明，取出如脓血色。如末②动，再服，极者不过二服。

通神丸二方③ 治肾气偏坠，疝气肿胀，水流不止，兼肾痈。此药去败脓，匀和下经，消膜外肿胀。

大桃仁二百个，去皮、尖，研，以童子小便一盏半，石器内文武火熬成膏，刮出 真阿魏三分 干蝎十个，全者，去毒 真麝香半钱

上三味研细，入桃仁和丸，梧桐子大。空心酒下二丸，日进二服。

治疝气，小肠气。常服安肾实脾。

杜茴香一斤 生姜十二两，取自然汁，浸一宿 青盐末一两，炒燥

上为细末，酒糊丸如梧桐子大。每服三五十粒，空心食前温酒、盐汤下。

治脚气

石楠丸 治脚气，痛楚不可履地。

石楠叶一两 淡木瓜一两 乌药一两，系天台者 续断一两 绵黄芪一两，蜜炙 黑狗脊一两 地龙一两，去土 川乌半两，炮裂，去皮、尖

---

① 药煨猪石子法：此6字原无，据目录补。

② 末：无，没有。《小尔雅·广话》："末，无也。"

③ 二方：原脱，据目录补。

上件为细末，酒糊为丸，如梧桐子大。每服十丸，加至二十丸，服久加至三十丸，空心食前温酒吞下。如疼痛不堪忍者，煎淡木瓜汤下。

熏洗方

石南叶　左缠藤亦名鹭鸶藤　荆芥　葱　沙木

上不拘多少，水五胜，煎至三胜，先剪去患脚指甲，用药水在盆内，将脚阁①在盆弦上，以布帛遮围，熏令汗出，通手于腿上淋洗至脚足，存出指头，候水冷，方连指头洗。更先一面用晚蚕沙一胜，于铫内炒热，候揩脚干了，起身，立将铫内蚕沙倾在地上，却将患脚踏在热沙上。如此三五次，立效。

大效牛膝丸　治一切干湿风毒脚气，远年日近，发动无时，不能履步，浮肿疼痛。

牛膝　天麻　宣木瓜　肉苁蓉各一斤，剉，用好酒五升，浸一伏时，于银石器中文武火煮，酒尽为度，焙干　没药四两，别研　虎骨半斤，酥炙黄　川乌四两，生，去皮、脐、尖　黑豆三升，同乌头煮两时辰，取出切开，用盐二两炒

上七味为末，炼蜜为丸，如梧桐子大。每服三十丸，空心温酒盐汤下。

杉木节汤　治干脚气。

杉木节剉，一升　橘叶剉，一升　大腹子七个，并皮，剉

上用童子小便三胜，煎取一大胜，分二服，得快利即止。

换腿丸　治一切脚气。

金钗石斛去苗　当归去芦，酒浸一宿　川牛膝酒浸　石楠叶　薏苡仁　天南星　川羌活不蛀者　天麻　防风去芦　萆薢　川续断酒浸　没药研。已上各一两　槟榔一两半　干木瓜四两

---

① 阁：放置，搁置。后作"搁"。

上为末，糊丸如梧桐子大。每服五十丸，加至七十丸，乳香温酒下。

大效紫苏饮子 治男子女人风毒脚气，及遍身拘急刺痛，大小便赤涩，不思饮食，呕逆，或寒热。

紫苏 木通剉 桑白皮 青皮各一两 荆芥穗 川羌活 茴香炒 干木瓜 白独活各半两 枳壳麸炒，去穰，二两 大腹子大者二十个，连皮用

上为粗末，每服三钱，水一胜，生姜一分，连根葱白二寸，同煎至半盏，去滓，空心服，日午再一服。

乌头剉散 淋洗脚气。

川乌头生 官桂 川椒各一两 葱二茎

上为剉散，水一斗，煮五胜，乘热蒸气先熏，后以衣覆之，勿泄气，候可，通手淋渫洗。

金龙丸 治脚气，骨髓冷疼不能下床。

全蝎十四个 钱子地龙半两，去土，炒 黑豆二十粒大者，去皮 川乌半两，生，去皮、尖 赤足蜈蚣一条，炒，去头足

上为末，用糯米同酒煮糊，丸绿豆大。每服空心，麝香冷酒下二十丸，次用荆芥温冷茶下。忌热物。

治干湿脚气，**御爱忘杖丸**

海金沙半两，罗过 虎骨半两，酒炙酥 肉桂半两，不见火 没药三钱 乳香三钱，别研 斑蝥三钱，去头、足、翼，瓦上焙干 古老钱十文，醋煅 朱砂三钱，为衣

上为细末，用酒糊为丸，如绿豆大。每服一丸，空心，麝香酒下，三服见效。

服煮豆法① 治脚气冲心。

---

① 服煮豆法：原脱，据目录补。

大黑豆二胜，水二胜，煮水至七合服。

熏洗方　治脚气。

黄芪一两　蛇床子一两　木通一两半　防风半两　莽草二两　荆芥二两

上为粗末，浓煎汤极滚沸，阁腿在桶上熏，令通手洗时即洗之。须是露出脚指，不可洗。

威灵丸　治干湿脚气，浮肿过膝，行步难艰。

威灵仙二两　枳壳　槟榔　木香各一两

上为末，炼蜜丸如梧桐子大。每服三十丸，温酒下。

宽筋丸　治风壅气道不宣，筋脉拘挛，难以屈伸，兼治脚气疼痹。

防风　荆芥　麻黄连节，去根　干木瓜　独活各一两　牛膝半两

上剉碎，用好酒浸二宿，漉出焙干，为末。草乌头二两，黑豆一胜，用水五碗，煮令干，去黑豆，薄切乌头，焙干，亦为末。和匀，醋糊为丸，如梧桐子大。每服半丸，旋旋加至二三十丸，温茶或酒食后服。

槟榔散　治脚气频发动，脚膝肿满。

鸡心槟榔十个　陈皮一两，去白

上为末，分作十服，煎木瓜汤调下。

五生丸　治脚气及风气攻四肢。

金毛狗脊去毛　川乌　防风去芦　川草薢　蓬莪术已上各一两，日晒干

上件碾为细末，用法醋糊为丸，如梧桐子大。盐汤、盐酒空心下五丸，如患风气人服二十丸。

苏子散　治脚气肿疼。

槟榔　紫苏　紫苏子　大黄　厚朴已上各等分，生用

上等分并生用，每服四钱，水一盏半，煎至七分，温服。以

利为度，未利再服。

治风湿

续断丸 治风湿四肢浮肿，肌肉麻痹，甚则手足无力，筋脉缓弱。

川续断　萆薢　当归切，微炒　防风　附子炮，去皮、脐　天麻各一两　乳香　没药各半两，研　川芎三分

上为末，炼蜜丸如梧桐子大。每服三十丸，酒或饭饮下，空心食前服。

治风寒湿痹，麻木不仁，**乌头粥**。

川乌去皮、尖，生，为末

上用香熟白米，每用半碗，药末四钱，同米慢火熬粥，稀薄不要稠，下姜汁一茶脚许，蜜三大匙，搅匀，空服①食之，温为佳，不可太热。如是中湿，更入薏苡仁末二钱，增米作一中碗。

续骨丹 治两脚软弱，虚羸无力，及小儿不能行。

天麻明净大者，酒浸一夕　白附子炮　牛膝酒浸　木鳖子去壳。各半两　川乌一分　羌活半两　地龙一分　滴乳香　没药各二钱，研　朱砂一钱，研，并为末

上以生天南星末一两，无灰酒煮糊丸，如鸡头大，朱砂为衣。薄荷汤磨②下一粒，食前服之。

越婢汤 治风湿疼痹，脚弱不能行立。

麻黄六两，去根节　白术四两　石膏半两　大附子一个，炮，去皮、尖脐　甘草二两，炙

上为粗散，每服四钱，水一盏半，生姜七片，枣子三个，同

① 服：此上疑脱"心"字。
② 磨：原作"麖"，据《普济本事方》卷四"续骨丹"改。

煎至一盏，去滓，温服取汗。此药大能散风湿，风盛麻痹者可服。

羊肾散　治久患腰膝疼痛挛拳，行动不得。

吴茱萸一两，生用　山茱萸一两，生用　食茱萸①一两，生用　川芎半两，生用　黑牵牛半两，生用　白牵牛一分，生用

上为末，每服二钱，羊肾一个，批开，入药在内，湿纸裹煨熟，细嚼，温酒下，日二服，早空心、临卧服。兼治伤寒后汗出不止，两足不得伸。

蠲痛丸　治风寒湿痹，筋骨重疼，走疰攻刺，腰脚无力，并宜服之。

草乌头四两，去皮、尖，盐炒烟出　天南星二两，生用　京墨半两，烧　破故纸二两，炒　没药一两，研　地龙二两，炒，去土　五灵脂二两，炒　乳香半两，研　白胶香二两，熔开，泼净石上冷研

上为末，醋煮面糊丸，如桐子大。每服十丸，温酒下，渐加丸数服。

治诸历节风证

薏苡仁散　治湿伤肾经，肾不养肝，肝自生风，遂成风湿流疰四肢筋脉，或入左肩髃，肌肉疼痛，渐入指节中痛，此名历节风。

薏苡仁一两　当归　小川芎　干姜炮　甘草炙　官桂　川乌炮，去皮、尖　防风　茵芋炒　人参　羌活　白术　麻黄去根节　独活各半两

上为末，每服二钱，空心、临卧酒调下，日三②服。

---

① 食茱萸：原作"石茱萸"，据《普济方》卷一五五改。石茱萸系川楝子的别称。

② 三：原脱，据《普济本事方》卷三"薏苡仁散"补。

茵芋丸　治历节肿赤疼痛。

茵芋炒　朱砂研　薏苡仁各一分　牵牛子一两，熟①　郁李仁半两，去皮、尖

上为末，炼蜜为丸，如梧桐子大，轻粉滚为衣。每服十丸至十五丸，五更初温水下。到晚未利，可再服，以利为度，白粥将息。

牛蒡子散　治风热成历节，攻手指作赤肿麻木，甚则攻肩背两膝，遇暑热或大便秘②则甚③。

牛蒡子三两　新豆豉炒　羌活各一两　生地黄一两半　黄芪一两半

上为细末，汤调二钱服，空心食前，日进三服。

蓖麻法　治历风手指挛曲，节间疼不可忍。

蓖麻子去皮　黄连剉如豆大，各一两

上以小瓶子入水一胜同浸，春夏三日、秋冬五日后，取蓖麻子一粒擘破，面东以浸药水吞下，平旦服，渐至四五粒，微利不妨，水少更添。忌动风物。

治伤折附汤火伤

大活血丹　治打扑折伤④，筋骨俱损，痛楚呻吟，瘀血不散，内成痃气，转侧不得，或下恶血，皮肤青肿，破损伤风，手足腰膝不能举动，及牛触犬伤，刀斧所损，恶血凝结，痛不止。大⑤治

---

① 熟：《普济本事方》卷三"茵芋丸"作"半"，连上读。

② 或大便秘：此4字原置于"则甚"后，据《普济本事方》卷三"牛蒡子散"乙正。

③ 则甚：《普济本事方》作"即作"。

④ 伤：此下原有"伤"字，据《普济方》卷三一〇删。

⑤ 大：《普济方》卷三一〇作"又"，义长。

痈疽，发背，脑痈，一切恶毒疮疖。

当归二两，别为末　陈榄子一两半　没药一两，别研　无名异一两，别研　麻黄一两半，去根、节　香墨一两　生地黄二两①，别为末　芥菜子一两　香附子二两　芍药二两　乳香半两，别研

上用姜一斤，取自然汁熬当归、地黄末成膏，入众药末杵匀，丸如大弹子大，阴干。每服一丸，浓煎苏木酒磨下。忌一切动风物一七日。妇人温酒磨下，孕妇不可服②。至妙至妙。

神授散　治伤折内外上下损。先服授神散，次用药傅贴，方状在后。

川当归半两，洗净为末　铅粉半两　硼砂二钱

上同研匀细为末，每服二钱，浓煎苏木汁调下。若损在腰下，即先服药，后吃白汤面，仍不住呷苏木汁一两日；若在腰上，先吃面半碗，后服药，更以糯米为粥，入药三分拌和，摊在纸上或帛上，封裹损处。如骨折碎，须用竹木夹定，外以纸包。

治跌折手足，**傅贴方**③。凡跌伤，先服用前方神授散，次用此方傅贴损处。

面四两　天南星三两半，为末　生姜四两，研汁同和

上先将沙木片夹定损处，却以药傅贴，外用纱帛包裹。

玉真散　治破伤风，及打扑伤损。

天南星炮熟　防风各一两

上为末，如破伤风，以药傅贴疮口，然后以温酒调下一钱。如牙关急紧，角弓反张，用药二钱，童子小便调下。或因斗伤相打，内有伤损之人，以药二钱，温酒调下。打伤至死，但心头微

---

① 二两：《普济方》卷三一○作"三两"。

② 每服一丸…不可服：此31字原置于"一切恶毒疮疖"后，据文义及《普济方》卷三一○乙正。

③ 方：此上原有"二"字，据文义及目录删。

温，以童子小便调二钱灌之，三服可活。

治金疮出血，痛不可忍方，**如圣千金散**。

海金砂　滑石各半两　生郁金一分

上一处为末，每服二钱，用砂糖一块，新汲水调下，不拘时候。

伤折止痛法[①]　昔人伤折手足疼甚，命医者治之，方用生物数种，如猕猴项骨、水獭骨、猫项骨、治龟壳之类，文多不载。先得一活龟，龟托梦曰：吾唯能整痛，不能整骨，有一奇方奉告，幸勿相害也。

生地黄一斤　生姜四两

上捣研细，入淹藏瓜姜糟一斤，同炒匀，乘热以布裹，罨伤折处，冷即易之，果能止痛，后整骨大有神效。

刀伤汤[②]　治刀斧伤。

黄连一两，去须　槟榔一分　石灰一分，细罗　腊茶末，一分

上为细末，凡伤者不拘深浅，干傅，用绵帛缠之，血立止，三日疮口合，不得用水与汤洗。

折扑伤[③]　治打扑损伤，皮肉青肿。

没药半两，研　黄茄子一枚，切作片子，焙干。园中留作种者

上一处为末，每服三五[④]钱，温酒调，临卧服，来日即消。

闪肭方[⑤]　治浑身走痓疼痛，及攧[⑥]扑闪肭痛。

每用晚蚕沙一胜，分三处，每用盐二两，各炒熟。

---

① 伤折止痛法：此5字原脱，据目录补。
② 刀伤汤：此方名原脱，据目录补。
③ 折扑伤：此方名原脱，据目录补。
④ 五：《普济方》卷三一〇无此字。
⑤ 闪肭方：此方名原脱，据目录补。
⑥ 攧（diān 颠）：跌，摔。

上用物帛包，熨痛处，冷即易之。

接骨丹　治筋骨折伤。

自然铜生用，别研　川楝子剉，炒　黑牵牛炒　川乌头生用，各等分

上为末，酒糊丸如梧桐子大。每服五丸至七丸，伤损在上食后服，伤损在下食前服，日进二服。

补骨丹　治打扑伤损腰痛。

山蹲蹋三两　何首乌三两①　黄丝瓜五两，烧灰　自然铜一两②，煅，醋淬③，取脆为度　云母石二两，研细入药

上焙，碾为末，糯米糊为丸，如梧桐子大。每服三十丸至五十丸，当归、乳香末酒调送下。

治破伤风二方④

烧鳔三钱为灰，热酒调下。口紧，挑开灌下。一方入麝香少许。

又方

生天南星一个，为细末，水调涂四面，水出为效。

治汤火伤三方⑤

蛤蜊壳，不以多少，烧令通赤，紫唇者尤良，为细末，油调涂疮上。如冰冷，仍无痕。

一方，用蜜调傅。

治火烧疮。

干黄牛粪烧灰

---

① 三两：《普济方》卷三一〇此下有"酒浸"二字。

② 一两：《普济方》卷三一〇作"二两"。

③ 淬：原作"碎"，据文义及《普济方》卷三一〇改。

④ 二方：此2字原脱，据目录补。

⑤ 三方：此2字原脱，据目录补。

上研细，生油调涂，仍无痕。

中兴活血丹　治打扑伤损等疾，神效。

没药一两，不焙，别研　乳香一两，不焙，别研　麻黄四两，切细，炒黄色　五月蚕砂二两，炒　菱角烧成灰，二两　川当归二两，切，焙　五月桑条烧灰秤，二两　土当归二两，切，炒

上为末，用生姜、地黄各二两，研细，入酒、醋①一胜，去滓煮膏，丸前药如弹子大。每服一丸，生地黄十寸，生姜三片，先研细，入酒一盏，去滓，入药再研细，入酒半胜，同煎三五沸，温服便睡。须忌生冷、油面、无鳞鱼等物，及牛、马、驴肉六十日。如牛、马等扑伤，加②半丸灌之，亦效。此方庐山中兴寺僧传。

救生丹　治刀刃所伤，出血不止，及打扑伤损，及恶虫所伤，及发背疮痈等疾，无不效者。

寒食面四两。乃寒食日用水搜③作饼，阴干　千口土四两。蚁蜕土　土马鬃四两。乃墙上长须青苔　莴苣一作荳④心四十九个　荆芥心四十九个。若嫩小者，则添一握⑤　纥勒蔓心四十九个　雄黄三两⑥，水飞过，研　乳香一两，别研，多为妙

上于五月五日午时修合，用砂石擂盆内烂研令匀，丸作弹子大，曝干，当风处用葛布袋盛挂起。如治疮及毒，以一丸为率，细研，用新汲水调，饮清者，浓者用鸡鹅翎扫肿处，欲散则遍扫，

---

① 醋：《普济方》卷三一〇此下有"共"字。
② 加：《普济方》卷三一〇作"以"。
③ 搜：原作"便"，据《普济方》卷三〇三改。
④ 一作荳：《普济方》卷三〇三无此3字。
⑤ 若嫩小者则添一握：原作"若嫩者少则添一种"，据《普济方》卷三〇三改。
⑥ 三两：《普济方》卷三〇三作"一两"。

欲聚则留头，才干再扫，其效如神。刀伤血出，干掺。修合日忌鸡、犬、妇人见。

当归散一宗三方，治伤折损先服之散① 治跌扑伤损。

川当归一两② 没药一两，别研 乳香一两，别研 苏木一两

上各剉为粗末，用酒二升，水一升，同煎至升半，旋饮尽为度，后食、临卧服。服讫再依方煎，常服。如肿消③血散，即不用苏木，极佳④。

柏皮膏及用此膏贴傅⑤ 止跌扑疼痛。

黄柏 半夏

上各等分，为末，以生姜自然汁调成膏，傅跌损处，却用纱帛包定，一日一换。

六珍汤次服此汤调理⑥ 治跌损，生血气，常服至愈。

川当归 熟干地黄 川芎 白芍药 乳香别研 没药别研

上各等分，为细末，每服二钱，以酒调服，不拘时候，神效。

---

① 一宗三方……散：此 12 字原无，据目录补。

② 川当归一两：《普济方》卷三一〇"当归散"作"川芎、当归各二两"。

③ 消：原脱，据《普济方》卷三一〇"当归散"补。

④ 佳：原作"作"，据文义及《普济方》卷三一〇"当归散"改。

⑤ 及用此膏贴傅：此 6 字原无，据目录补。

⑥ 次服此汤调理：此 6 字原无，据目录补。

卷第五

治痈疽发背等疾

灸发背法

凡觉背上肿硬疼痛，用湿纸贴肿上，先干处是头，碾大蒜十头，入淡豉半合，乳香一块如龙眼大，细碾，随疮大小，用竹片作圈子，竹片阔二分许，随肿大小顿①在疮上，将所碾药填平，铺艾灸痛处，以痒为度，以痛为度，然后服白散子，贴清凉膏。若方肿硬未有头，则当日肿消；若已有头，则即脓溃，妙不可言。方具在后。

又灸法

痈疽有脚，以生姜用大黄、黄丹法制一夜，切为片，以艾炷灸之，脚自缩矣，极妙。

治痈疽生于脑、髭、背、腋、乳，**神效瓜蒌散**。

瓜蒌一个，去皮，焙，研为末。如急用，只烂研　甘草半两，生用　通明没药一分，研用　乳香一钱，别研

上用无灰酒三升，同于银石器中，慢火熬取一升清汁，分作三服。病在上，食后服；病在下，食前服。毒已结成，即脓化为黄水；毒未成，即于小便中出。疾甚，再合服，以退为妙。

灵宝膏　治一切痈疽发背。

大瓜蒌十枚，隔二三年陈者，去尽皮，留穰子约有半升许，用砂盆研细如粉　滴乳香十块如大指大，研细如粉　新胡桃十枚，不油者，去皮膜，细研如膏

---

① 顿：安放。

上用白沙蜜十两，同前药于银石器中，极慢火熬三时辰，其稠如饧糖，多合少合准此。每服二匙，无灰酒半盏调下，不拘时。甚者不过三两服安，其效如神。

托里散

滴乳香，纸上焙过软，候冷，研细，合绿豆粉对①用，甘草煎汤调下。一日服两服不妨，每服一大钱，不拘时候。

立效散　治发背及诸般痈疖。

皂角刺半斤，拣去枯者，细到，炒黑色为度　甘草二两，炒黄色　瓜蒌五个，去皮取仁，炒黄　乳香半两　没药一两

上五味为末，每服二钱，酒调下。

桔梗汤　治肺痈初萌。

桔梗　甘草　薏苡仁各二两

上为粗末，每服五钱，水二盏，煎至一盏，去滓服。

五香连翘汤　治有名无名痈疽恶疮，已破、未破、疼痛，皆可服。

黄熟沉香　青木香　母丁香　当门麝香　川升麻　桑上寄生连翘　乳香　木通　独活去须，洗　牛舌大黄去皮净，洗

上各等分，共焙干，碎到，为到散。每服四钱，水二盏，煎至一盏，须用银铫煎，如无，用银一片，食前空心服。第二次煎第一次滓，用水一盏，煎至半盏；第三次用四钱末，水二盏，煎至一盏；第四次又煎第三次滓，水一盏半，煎至半盏；二通煎滓，共成四服。

白散子　治发背。候取下毒气，次用清凉膏贴之。

白附子半两　半夏一分，姜制　香附子半两　黑牵牛一两，半生半炒　甘遂一分，以大麦炒黄赤色，去麦不用，须极慢火炒

---

① 对：搀和。

上为末，量患人虚实加减。每服一钱，以蜜酒调下，续饮温酒一盏，候所苦处刺痛为度。微利三五行，泻出恶物即差，次用膏药贴之。气盛者，每服二钱，余更裁度。

升麻汤　治肺痈，吐脓血作臭气，胸乳皆痛。

川升麻　桔梗　薏苡仁　地榆　黄芩　芍药　牡丹皮各半两　甘草三分，炙

上为粗末，每服一两，水一升半，煎至五合，去滓温服，日三服。

绿云散　治五毒发疮，生于背脑。

金星凤尾草四两，干秤。形如凤尾，叶背有金星者　甘草节一分

上慢火焙，为末，分作四服，每用红酒一升，煎三五沸，入冷酒二升，和匀，量力饮，以醉为度，立效。如曾服金石药反①者，此药尤妙。

抵圣散　治发背痈疽，及一切疮疖肿毒。

瓜蒌四两，去皮　何首乌四两　大茨菰②二两　甘草节二两　地榆二两　没药一两　乳香半两　麝香一钱，别研

上为末，每服三钱，温酒调下。连二服，立便住痛，一日三服。

麒麟竭散　大治发痈疽毒疮，至妙。

麒麟竭研　赤茯苓为末　白茯苓为末　没药研　甘草节捶碎。已上各一两　老天萝子③一个，连皮切破。新者三个

上用蜜一两，无灰酒三升，于银石器中煎天萝子、甘草节至三盏，分三服，调前药。如曾服金石毒发，先吃猪羊血，方得服

---

① 反：疑为"发"之误。
② 茨菰：山慈菇。
③ 天萝子：丝瓜。

药。如不曾服金石药，只是气结，更不必用猪羊血，却以天萝子酒调，并进三服，其疮自穿，痛立止。未成脓者，即自消散。已穿，后又进三服，候脓化，取下积热毒如鱼涎，并不动脏腑，次用后服。

二妙散 治痈疽，止痛消毒。

荷叶一两　藁本半两

上为末，每用三匙，水二碗，慢火煎至一碗半，放温淋洗。

治指痈，痛彻骨髓，脚跟肿痛，**止痛膏**。

泥蜂窠作窠于壁间蜈蚣窠也。或台椅下间有之　乳香少许

上同碾匀，用新冷水调涂之，痛立止。一方用酽醋调。

七圣散 消热毒赤肿，疼不可忍。每次用末二钱，以冷水调。

黄芩一两，去黑心　大黄一钱　滑石四两

上为细末，用冷水调，扫肿亦疼处。如干，即再扫。

治痈疽发背，**热熨法**。

凡初觉肿或作疮，用牛皮胶煮，令稀稠得所如熔化，摊在纸上，于觉处或作疮处敷贴，次用软布帕二条，于酽米醋内煮令熟，漉出，递①去于胶纸背上乘热熨，不可令布帕冷。帕二条，不可漉出，常留一条在醋内，候一条冷，即于醋内换热煮②，以冷帕再煮。□更去用之，不可歇。如疮痒时，须忍痒，不可住熨，直候脓出将尽，即浓煎贯众汤，候温，洗去胶。次日看疮中尚有脓出，即是未效，再如前将胶纸于疮上，用热醋布依旧熨，令脓尽，后用贯仲汤如前法去胶。次日更看，尚有脓，又如前法熨，脓尽疮干为度。然后用生肌红玉散掺在疮上，即以万金膏贴，每日上一次或两上。

---

① 递：交替。
② 煮：疑为"者"字之误。

淋洗法 疗痈疽败烂，脓水不绝。

黄芪　当归　白蔹　败酱　甘草各二两　黄芩　川芎　赤芍药各一两半

上剉碎，以水九升，煎至三升，去滓，洗疮百遍，以帛挹干，即傅膏药。如痛甚，以猪蹄汁煮药佳。若夏月，以大黄二两半，黄连一两半，同煎此方，神圣。

七宝散 治痈疽发背，止痛拔毒。

干荷叶心当中如钱片，不计多少

上为粗末，每服三匙，水二碗，慢火煎至一碗半，放温淋洗。

通圣膏 治痈疽漏瘰，一切恶疮。

真麻油　无蚛皂角一尺二寸，去核，捶碎　降真香二两，捶碎　巴豆四十粒，去壳，擘开去心

上用柳条一握，长四五寸，以草系定，先煎油转黑色火稍猛不妨①，取下稍定，却下柳条，煎少时除去，次逐下降真香、皂角、巴豆，须防涌也，用火稍慢，以长柳二条长尺许，时时搅转，候巴豆紫黑色为度，以绵或绢绞去滓，入红色虢丹八两，作三两次下，不住手搅转，候②黑光，滴少许入净冷水内，得所不粘手为熟③，倾入石器中，乘热入少乳香末尤妙，摊纸上，贴患处。

清凉膏 治发背等，先用白散子取之，次用此药。

川当归二两　香白芷　木鳖子肉　白及　黄柏　白蔹各一两　乳香细研，少许　腻粉少许　白胶香少许　黄丹五两

上用清麻④油十两，煎前六味，候紫色去之，槐、柳枝各七寸再煎少顷，又去之，入黄丹五两熬膏，入乳香等，重绵滤入罐子

---

① 妨：原作"好"，据《普济方》卷七十三"通圣膏"改。
② 候：原作"后"，据《普济方》卷七十三"通圣膏"改。
③ 熟：《普济方》卷七十三"通圣膏"作"度"，义长。
④ 麻：原作"脉"，据文义及《中藏经》卷七"清凉膏"改。

内贮之，用如常法贴使。

乳香膏 治一切痈疽恶疮结毒赤肿，疼痛呻吟不思闻。未溃贴，令内消；已溃贴，收敛脓血。或恶疮久而未愈者贴之，杀虫生肌止痛，极妙。

川乌生，去皮、脐，切　乳香研粗　没药研粗　太平州白芷　赤芍药切　当归洗，切　绵黄芪切，各半两　白及切，一分　桑白皮切，半两　白蔹切　桂切　血竭研　防风切。已上各一分　巴豆二十一粒，去壳、皮　连须葱七条　桃柳枝各十条，长四寸，切

上用清麻油一斤，浸药一宿，慢火熬，直令白芷焦赤色为度，以绵滤过，入黄蜡二两，旋旋再熬片时，下黄丹三两，搅令匀，再熬，候滴入水中成珠子为度，收入净瓷罐中密封，用如常。

神①明膏 治一切疮肿、伤折，摩风止痛。若内伤②，酒调一钱匕服。如有口疮，含化。赤目，涂之。或口面风癣瘙痒，遍身疮疹痛，并涂膏，摩令熟③彻，即佳。耳鼻中有肉④铃子，用纸捻子每日一点，一月取下。灸疮及小儿疮瘤、汤火伤，但是痛处贴，痛便愈。其次等膏可以为面油，偏治肺风黑黯，灭瘢痕，出颜色。

生瓜蒌一个，去皮用仁　赤芍药　甘草　杏仁汤浸，去皮、尖用　当归　人参　桃仁去皮、尖。各秤一分　川芎　苍术　桑白皮各半两　沉香碎极细　零陵香　藿香各半两

上并细剉，以清麻油十五两，浸四十九日，候日足，先倾出油，以活炭火炼令香熟，放冷，入诸药，文⑤武火养，自晓至昏黑，候

---

① 神：此上原有"苏龙丸"3字，据目录删。
② 若内伤：此3字原脱，据《杨氏家藏方》卷十二"神明膏"补。
③ 熟：疑为"热"之误。
④ 肉：原作"因"，据《杨氏家藏方》卷十二"神明膏"改。
⑤ 文：原作"又"，据《杨氏家藏方》卷十二"神明膏"改。

药色半焦，用生绢滤去滓，却入大鹅梨一枚裂取自然汁、黄①蜡一两半、麝香一分重炼，候油不滚起即成，盖梨汁尽故也。细研生脑子末一分或半分，搅匀后，重以新绵滤入通油瓷盒中。所余药滓，次日再以油六两炼半日，滤出，仍入鹅梨一个取汁，蜡一两半，麝香一钱研用，亦候酒不滚起，更入脑子半钱细研，搅匀滤出，取如前法，为次等膏。

如圣膏 不问年深日近，发背、恶毒、痈疽、漏疮、瘰疬，并皆治之。

巴豆取肉，二十七粒　蜜陀僧半两，别研细　天南星半两　附子　乳香　没药别研　木香　当归　防风　紫藤香　白及　白蔹　香白芷　黄芩　黄芪　赤芍药已上各用一分　黄蜡一分，别入　盐花半钱，炒过　头发一结，净洗控干

上同为粗末，入前四味，用清油一斤，熬令黄色，入瓷瓶内收。要用，旋以绢袋滤去滓，煎令极沸，春、秋入黄丹七两，夏月八两，冬月六两，慢火煎熬成膏，于铁刀上试令软硬得所，摊得成靥为度。每用摊纸上，贴如常法②。

神异膏 治发背、痈疽、诸疔毒、恶疮，其效如神。

露蜂房一两，剪细，事持极净　蛇蜕半两，细剪　男子乱头发如鸡子大块　绵黄芪三分，细切　玄参半两，细研　黄丹五两，临后入　杏仁一两，去皮、尖，烂研　清好真麻油一斤

上件药，将麻油入铫中，同乱发煎熬，慢着火，候熔尽，以杏仁投入，候杏仁变黑色，滤去滓，须用好绵子滤之。再将清麻油入铫，然后入余药同熬，候黄色，用好绵子滤去滓，次入黄丹，

---

① 黄：此上原有"半"字，据文义及据《杨氏家藏方》卷十二"神明膏"删。

② 每用……常法：此9字原置于"治之"后，据《普济方》卷三一四"如圣膏"乙正。用，原作"月"，据《普济方》卷三一四"如圣膏"改。

用柳木枝子搅数千下，候变黑色，滴入水中，若凝结，方成膏药也。此药极难熬，须看火候紧慢体量之，才火猛，即发火，必然也①。

如神膏　治一切恶疮痈疽。

乳香一两，好者，研　没药一两，研　当归三两　血竭一两　川芎三两　黄丹一斤半，别研　清麻油二斤半　槐树白皮　水杨树白皮各十四条，每条长寸　葱半斤，连根，洗令干　苦参一分　川楝子肉一分

上件除没药、乳香别研，余药为末。先将油、葱、槐杨树皮同煎令黄色，绵滤过，去葱、树皮，再将油入罐内烧沸，入黄丹，煎令紫色，入水不散，倾入钵②内令温。将前件没药等末入油内，以水杨树枝打令匀，和新汲水顿冷为度，却覆地上三日出火气。如用膏药作靥时，不可厚，但频易，其效如神。

神仙太乙膏　治一切痈疽恶疮。

熟地黄　大黄　白芷　黄芪　白芍药　当归　防风　甘草　桂　玄参已上各一两

上件等为末，麻油二斤，浸药数日，用慢火同药煎，滴水成珠为度，滤去药末，然后入好黄丹一斤，煎三两沸为度。丹一斤，油二斤，药各一两。每用摊纸上，贴患处③。

万金膏　治发背恶毒，痈疽疮疡。

黄连　黄柏　黄芩　白及　白蔹　龙骨　厚朴　川芎　没药　槐枝　柳枝　鳖甲　苦参　白芷　木鳖　草乌头　猪牙皂角　乌

---

① 才火猛……必然也：此9字《普济方》卷三一三"神异膏"作"火猛，即药中火发，不特失药性，又伤人面目，救助不及"。然，燃烧。《说文解字·火部》："然，烧也。"

② 钵：原作"麻"，据文义及《普济方》卷三一四"如圣膏"改。

③ 每用……患处：此8字原置于"已上各一两"后，据《普济方》卷三一四"神仙太乙膏"乙正。

鱼骨已上各一分　乳香一钱，别研　黄丹一两半　清麻油四两，冬月半斤

上件除去黄丹，将诸药油内慢火煎得紫色，再滤去药滓不用，然后入黄丹在油内丹先用一半在油内，不住手搅，直是用慢火熬①，候黑色，滴在水上不散。如粘手，更添少黄丹。如硬，更添少麻油解之，更在得所。如常用膏药用。

白鹤散　治疮肿，凡热毒肿硬难消者，并皆治之。

寒水石二两，好者

上用炭烧通赤，出火毒，研细，冷水调少许，涂在疮高处，次用万金膏贴，每日一上。用此药后，使软成疮头，更用七圣散扫膏药周回肿处，药干即更换之。

柏皮膏　治疮口穿溃不差。

用鸡子一二个，煮熟，去白用黄子，将入深厚黑盏内盛，于慢火上熬成黑油出为度　轻粉半钱　大柏皮　川黄连　槟榔　木香各一分，为末

上用鸡子油调，封疮口，以干为度。如疮依前热赤如火烧，四畔肿硬不退，再用白及散涂之。

白及散　治发疮肿硬，热赤不散。

麒麟竭指面大块　木鳖子五个，去皮壳，研　白及五指块大　黄连②

上为末，用猪胆汁调涂，上留一窍，以疮冷为度，干即易之。

殊圣膏　治一切痈疽，肿毒不消。

蜗牛两个，细研　瓜蒌穰弹子大五块，为末　黄蜀葵花、叶皆可，为末用，二钱

---

①　熬：原作"为居"，文义未属，据《杨氏家藏方》卷十二"万金膏"改。

②　黄连：此药用量原缺，《普济方》卷二七八引《十便良方》"白及散"作"半两"，可参。

上用蜀葵花根裂汁，以前药末和研稠黏，涂疮上，留口，日三换。元方云：三日效，近用一日见效。

化毒散　治痈疽恶毒，发背脑疽，及妇人奶痈等疾。

背阴草生于深崖大泽及山谷小涧畔背阴之地，叶似香薷　金钗藤即忍冬花藤也

上各用一大握，杵碎，入酒一升，水一升，同煎至一升，去滓，再投热酒一升，搅匀。分二服，放温服，以所煎滓涂疮上。药到即便痛止，未成者即消，已成者即收敛穿溃，至妙。

敛疮，**内消膏**。

黄明胶一两，水半升，消了，入黄丹一两，再煮三五沸，候温冷得所，以鸡毛扫疮口上，干即再上。如未成扫上，肿处自消。

五白散　治痈疽发背，热盛赤肿，及穿溃不差，妇人奶痈等疾。

香白芷　白鲜皮　白及　白薇　白蔹

上五味，等分为末，每服三钱，入乳香末一字，新水调服，并涂疮上。

黄连散　治一切新旧恶疮，断脓生肉，或生用唾抹疮口，结后用药末掺。

黄连　黄柏　黄丹各一两　白及　龙骨　轻粉各半两

上为细末，以冷熟水调傅疮口。疮湿，即干掺。

麝香散　住痛，收敛疮口，生肌封口。

海螵蛸半两　龙骨　白矾枯　麝香研　黄丹　乳香别研，各三钱

上为末，入轻粉拌匀，甘草汤洗疮，傅药，用少许。

生肌散　化恶肉，止痛。

寒水石三两，研细，入腻粉半钱　麝香一字，同研

上用少许，掺于膏药上，如疮口内有紫恶脓，更干掺患处，用万金膏贴，每日一上。如疮内脓多，每日两上。

红玉散　生肌止痛，合疮口，生好肉。

寒水石二两，火烧红，出火毒，研细　黄丹半两

上同碾极细，干糁在疮内，次用万金膏贴之，每日两上。

治痈疽发背及脑疽，不论年远日近，诸般恶毒、臁疮等患，悉皆主之，**夺命散**。

茄子花七月、八月收落地者，摘待去蕚不用　黄蜀葵花七八月收，去心并蕚不用

上二味，并曝干，各等分，碾罗为细末。每用口含浆水洗疮，令极净，以软帛子拭干，用药匀糁之。如疮初觉赤肿硬痛时，用浆水调药如稀糊，以鸡翎扫所患处，用纱帛子护定。如脑疽，不须洗，只以软帛子拭去脓血，用药干糁上，每日换两三次。神效不可具述。忌诸般鱼鲊、湿面发毒之物。

托里连翘散

连翘半两　柏叶半两，干者　黄芪一两，炙　萱草根半两　乳香一分，研　甘草半两

上为末，温酒或米饮下一钱服，不拘时候。

治血气凝滞，手足赤肿不散，**穿山甲散**。

穿山甲半两，头上大者，用蛤粉炒　麝香一钱，别研

上件为细末，候入麝香和匀，分作三服，不拘时候，用热酒调下。

治痈肿丹瘤，**神授字法**。

覆

丁头岩痁壁间印榜马伦，收买香药，至荆门军①，夜宿张里林痁，遇一道人，自王屋山来，同行共饭月余，到汝州相别。道人将钱二千谢伦，伦不受。道人云：有何报，但有术救人痈肿丹瘤，

---

①　荆门军：属今湖北。

不可轻授，至诚用之。如有一切肿毒，初生结硬，赤肿疼痛者，如左边生，于左脚心迎太阳书此一字，右边生，于右边脚心迎太阳书此一字，若遇天阴，用灯火书之，大有神效。如肿毒大者，不过两次书之。如今日写一字，一二日再写。须是至诚书字，若求小利，用之不灵。伦用此法三十年，每①不应者。

五香散 治气血壅滞成痈疽，肿实及未有头者。

藿香　木香　沉香　乳香　丁香

上等分，为剉散，每服三钱，水一盏半，煎至九分，去滓温服。候疮出脓，加当归半两。

水调膏 治风热肿毒结聚，未成头者。

寒粟米不拘多少，遇三伏日，用盆钵盛粟，汲井花水浸，顿露地，五七日一易水，直至尽腊，方取出，捣研如膏，晒令干，入锅炒令焦黑色，出火毒，为细末。每用约多少，水调成膏，摊纸花上贴之。

南星散 治肿毒。

天南星一个，生

细末，用生姜、薄荷汁调，涂肿处，立效。

化毒排脓内补散 治一切痈疽疮疖，未成速散，已成者速溃，败脓自出，无用手挤，恶肉自去，不犯刀仗②。服药后疼痛顿减，此其尝试之效也。权③初得方于都下异人，时有苦背疡者七十余

---

① 每：用同“无”。裴学海《古书虚字集韵》卷十：“每，古读若模，与每一声之转，故‘每’可训‘无’。”

② 刀仗：《普济方》卷二八三“化毒方（一名十全内托散）”作“针刀”。

③ 权：此上《洪氏集验方》卷二“化毒排脓内补散”有“歙丞胡”3字。

头①，诸药遍试不效，因出是方示之，众医环立，相目而笑曰：是岂痈疽所用药耶？固谓之曰：古人处方，自有意裁，观其所用药性平和，纵未能已疾，必不至坏病，服之何害？乃治药与服，以热酒半斤许，下药五六钱，少顷痛减七分。数服之后，疮大溃，脓血流迸，若有物自内托之。服之经月，疮口遂合，若未尝有所苦者。又有苦腹疾者，其痛异常，医者莫②晓时意，此药颇能止痛，试以饵之，当日下脓二三碗许，痛亦随止，乃肠痈也。又一老人，忽胸间发肿，根脚甚大，毒气上攻，如一瓠然，斜插项右，不能转动，服药，明日毒肿既散，余一小瘤如栗许大，又明日，帖然如故。又一人发脑疽，疑此方不服，既殒于庸医之手。明年其子复苦此，与父之状不异，因惩父之失，纵酒饮药，遂至大醉，竟日衮卧地上，酒醒病已去矣。又一妇人发乳，焮肿疼痛，不可堪忍，自谓无复生理，又一妇人股间发肿，大如杯碗，服此皆脱然如失。蒙济者不可悉数，姑叙大略，以示未知此方者。大抵痈疽之作，皆血气凝滞，风毒壅结所致，治之不早，则外坏肌肉，内攻脏腑，去生远矣。详味此方，其所用者，皆发散风毒，流行气血，排脓止痛，生肌长肉等药。五毒不试，而坐收疡医十全之功，其可尚已。

人参以新罗者为上，择团结重实滋润者，洗净去芦，薄切，焙干。

当归取川中来者，择大茎如马尾状、滋润甜辣芬香者，温水洗净，薄切，焙干。

黄芪以绵上来者为胜，状如箭竿，长二三尺，头不叉③者，洗净，寸

---

① 头：《普济方》卷二八三"化毒方"作"日"。

② 莫：《普济方》卷二八三"化毒方"作"略"。

③ 叉：原作"久"，据文义及《洪氏集验方》卷二"化毒排脓内补散"改。

截，捶破丝擘①，以盐汤润透，用盏盛，盖汤瓶上一炊久，焙燥，随众药入碾，即成细末。

芎藭以川中来者为上，今多用抚芎②大块者，洗，切焙。

防风择新香者，净洗，切焙。

厚朴宜用梓州③来者，肉厚而色紫，掐之油出。去粗皮，切，姜汁淹一宿，爁熟，焙燥。切勿用杜朴。

桔梗以有心、味苦者为真。无心、味甘者，荠苨也④，切勿误用。洗净，去头尾，薄切，焙。

桂宜用卷薄者。古法带皮桂，每两止取二钱半，合用一两者当买四两。候众药罢，别碾方入。

甘草生用。

白芷

今按本草，于逐味下聊疏药性温凉与所治疗，虽处方妙指不可遽⑤晓，庶仓猝之际，可以见其用药大意，而服之不疑。

人参微温，无毒。主补五脏，除邪气，通血脉，破坚积，疗心腹鼓痛，胸胁逆满。

当归大温，无毒。主温中止痛，除客血内塞，客气虚冷，补五脏，生肌肉，治一切风、一切劳，破恶血，养新血。《外台》《金匮》等方皆谓大补不足，决取立效之药。凡气血昏乱者，服之即定，谓能使气血归所。当归制名之义，宜出于此。

黄芪微温，无毒。主痈疽、久败疮，排脓止痛，逐五脏间恶血，补丈夫

---

① 丝擘：《洪氏集验方》卷二"化毒排脓内补散"作"悬壁"。

② 抚芎：芎藭之产于江南者。《本草纲目》卷十四"芎藭"："出江南者，为抚芎，皆因地而名也。"

③ 州：原作"别"，据《洪氏集验方》卷二"化毒排脓内补散"改。

④ 也：此下《洪氏集验方》卷二"化毒排脓内补散"有"主解药毒，恐于众药不利"10字。

⑤ 遽（jù剧）：尽，完。

虚损，五劳羸瘦，烦闷热毒，活血。

芎劳温，无毒。主中风入脑，头痛①寒痹，筋挛拘急。除脑中冷痛，面上游风，治一切风，一切气，一切血，一切劳损诸寒，心腹坚痛，中恶，卒急肿痛，腰脚软弱，半身不遂。壮筋骨，调众脉，破癥结。治痈疽发背，排脓，消瘀血，养血长肉。

防风温，无毒。治心腹痛，四肢拘急，经脉瘦②羸，主骨节风，男子一切劳劣，补中益神，通利五脏关脉。五劳七伤，羸损盗汗，心烦体重，安神定志，均③气脉。

厚朴大温，无毒。主中风寒热，血痹死肌，温中下气，去留热，止烦满，厚肠胃，去结水，破宿血，消化水谷，止五脏一切气痛。

桔梗微温，有小毒。主胸胁痛如刀刺，腹满肠鸣，利五脏，补血气，除寒热，破血消积，止心腹胀痛，补五劳，养气除邪。又养血排脓，补内漏，疗胸中寒。肺脉数，咽燥不渴，时时出浊唾腥臭，唾脓如粳米汁④，是肺痈。治之用桔梗、甘草各二两，水三升，煮取一升，分再服，朝暮吐脓血即差。今所在有。

桂大热，有小毒。一曰温，无毒。为诸药先聘。主温中，利肝肺气，去心腹寒热，补五劳七伤，通九窍，利关节，破痃⑤癖癥瘕，消瘀血，续筋骨，生肌肉。筒厚者，宜入治脏及下部药。轻薄者，宜入治头目发散药。

甘草平，无毒。主脏腑寒热邪气，坚筋骨，长肌肉，解毒，温中下气。倍力。生用。

白芷温，无毒。破宿血，长新血，治乳痈瘰疬、肠风痔漏，排脓止痛生肌。

---

① 痛：原作"病"，据文义及《洪氏集验方》卷二"化毒排脓内补散"改。

② 瘦：《洪氏集验方》卷二"化毒排脓内补散"作"虚"，义长。

③ 均：调和。《诗·小雅·皇皇者华》："我马维骃，六辔皆均。"毛传："均，调也。"

④ 汁：《洪氏集验方》卷二"化毒排脓内补散"作"粥"，义长。

⑤ 痃：原作"痎"，据文义及《洪氏集验方》卷二"化毒排脓内补散"改。

上十味，选药贵精，皆取净，晒焙极燥，方秤人参、当归、黄芪各二两，余各一两。除桂外，一处为细末，入桂令匀。每服自三钱加至五六钱，热酒调下，日夜各数服，以多为妙。服至疮口合，更服为佳，所以补前损、杜后恶也。不欲①酒人，浓煎木香汤下，然不若酒力之胜也。或饮酒不多，能勉强间用酒调，并以木香汤解酒，功效当不减于酒也。

括苍②胡权识：疽发背，三尺童子亦知为膏肓之疾，庸③医既拱手无措，或者又为高论，以自神其术，世传刘涓子方，以为得之神仙家，而汤剂不一，用者惑之。歙丞胡君所藏方，简要而有大功，郡酒官萧世京病此数日，创④大已如碗，用其方而愈，览者勿以无奇药而忽之也。绍兴三十年十一月十日，鄱洪适书于新安郡斋。

治发背，**柞叶汤**⑤。

柞树叶一叶一刺，在处⑥有之。不以多少，焙干　荷叶干用　地榆根洗去泥，切片子，焙干　萱草根洗去泥，切作片子，焙干

上四味等分，如急，皆用湿者，共为粗剉，将粗斗瓶一只，入药半瓶，却灌新水令瓶满，煎折二分，存八分，无时温服，不拘多少，饮多为妙。如赤肿未结，即自大便中下，其状如碎猪肉，勿怪。如疮黑赤，恶候怪证，定结成头，服之两日⑦，黑定变赤，其赤处定变成红。候穿，用贴敛药。

---

① 欲：《洪氏集验方》卷二"化毒排脓内补散"作"饮"，义长。
② 括苍：古县名，治所在今浙江丽水东南，以境内有括苍山得名。
③ 庸：原作"痛"，据《普济方》卷二八三"化毒方"改。
④ 创：通"疮"。《正字通·刀部》："创，又疡也。通作疮。"
⑤ 治发背，柞叶汤：《普济方》卷二八三作"治发背及诸般痈肿，柞木汤，一名柞木饮子"。
⑥ 在处：处处。
⑦ 日：原作"目"，据文义及《普济方》卷二八三改。

贴敛药

麦饭石粗麻石是也，曾作磨者尤佳。炭火中煅七八次，煅红入米醋中淬，煅三四次，其石定细碎，用甘锅子盛，煅红投醋中，通煅七八次　贝母为末　鹿角根不用脑膏，不用角梢，只用脚根三寸，炭火烧

上三味等分，同为细末，先将旧净洁衣绢片子净洗，候干，约疮大小，剪绢作一轮子，中留一小口，却用一小铫子烧少米醋，约用多少，将前药投醋中，候冷，摊于绢轮子上贴疮，一日一换。此方传得之后，凡用救病二十余人，无不瘥者，不可疑药低贱而忽之。

治瘰疬

黑牵牛散　治瘰疬经年不差。

黑牵牛炒　僵蚕炒去丝、嘴　荆芥各半两　斑蝥半钱，瓦上炒，去头、足、翼

上为末，先服滑石末半钱，次服牵牛散一钱，米饮调下，临卧时服。天明觉腰酸疼，利下恶物，立效。

治瘰疬鼠漏，**斑乌散**。

斑蝥　何首乌　糯米

上等分，同炒令黄色，去斑蝥，用二药为末，酒调服，取虫出如鼠能动，其病自愈。

涂疮口，**五灵脂散**。

五灵脂炒

为细末，油调，涂疮口。

治瘰疬经验，**鹤虱散**。

鹤虱一两　贯众一两　斑蝥二七个，去足、翼　甘草一两

上为细末，每服一钱，五更初茶清温调下。至天明不动，更服半钱许，催如大小便涩痛即效，更不要再服。大忌毒物。

治瘰疬疮，**白药散**。

白药子不以多少

上件为末，临卧冷米饮或冷水调下一钱服。

治瘰疬，**蓖麻法**。

蓖麻子不拘多少，常以半升许，用面麸一升，于新瓦上炒令爆破，旋取破者，余者不破约紫色，想肉已熟，去壳取全肉，以瓷瓶贮。每日空心食前干吃二十枚，觉口甜，又增之十枚，日三服。三次去其病根，不惟去病，亦无疮痒。

治诸漏

治一切漏疮三方

甘草　草果

上等分，碎切，煎汤洗疮口。

又方

马骨　败龟壳各等分

上为细末，用麻油调，傅疮口。如药不细，则疮疼。

又方

皂角刺　天萝①各等分

上烧留性，为细末，好酒调下，用火箸挟烧，服二钱。

紫红散　治痔已成漏疮，岁久不愈，此方千治千愈。

信砒一钱　白矾二钱，为末　黄丹三分

上用瓷瓶，先入砒，次摊白矾末，次入黄丹，匀，盖之，盐泥固济四边，火煅之烟尽，至②紫色取出，纸衬之湿地上少时③出

---

① 天萝：《普济方》卷二九三此下有"干者"2字。

② 至：原脱，据文义及《圣济总录》卷一二六"紫红散"补。

③ 少时：《圣济总录》卷一二六"紫红散"作"一时辰"。

火毒，研匀细。先温水净洗挹干，以药少许，生密①调涂疮上，日夜五七次，至五日，疮口渐收，紫黑色，即用次方。

桃②红散

血竭如无真者，以深色胭脂代

上为细末，用津唾涂，日夜频用，候成疮癣，以次方。

浴毒汤

黄柏　黄连　黄芩　甘草各一两

上用侧柏皮③一把，截④如算子⑤长，大豆一合，为粗末⑥。每用⑦约三四匙，水三升，煎至一升，热淋洗，一日⑧三四次⑨。候洗下癣，用次方。

平肌散二方⑩

黄狗头骨灰⑪一钱　血余一指大，烧灰

每用二件末少许和匀，糁疮口⑫。如疮口已干，津唾调涂，日三四次⑬，平愈。

---

① 密：通"蜜"。《农政全书·种植》："《异物志》曰：甘蔗如佁密，甚美，食之四五枚可饱。"

② 桃：原作"排"，据目录及《圣济总录》卷一二六改。

③ 侧柏皮：《圣济总录》卷一二六"浴毒汤"作"柏枝"。

④ 截：原脱，据《圣济总录》卷一二六"浴毒汤"补。

⑤ 算子：竹制的筹码。

⑥ 为粗末：此3字原脱，据《圣济总录》卷一二六"浴毒汤"补。

⑦ 每用：此2字原脱，据《圣济总录》卷一二六"浴毒汤"补。

⑧ 一日：此2字原脱，据文义及《圣济总录》卷一二六"浴毒汤"补。

⑨ 次：原脱，据文义及《圣济总录》卷一二六"浴毒汤"补。

⑩ 二方：原脱，据目录补。

⑪ 黄狗头骨灰：此下《圣济总录》卷一二六"平肌散"有"鲮鲤甲烧灰各"6字。

⑫ 每用……疮口：此12字原置于"平肌散"之后，据文义乙正。

⑬ 次：原脱，据《圣济总录》卷一二六"平肌散"补。

治漏疮成孔，脓水淋漓，经时不瘥，用之立验。

降真香二两　雄黄一两，有墙壁者①　踯躅花半两　麝香少许，别研

上为末，用纸捻子蘸上药，任疮窍中，痛即止。

三奇散　治漏②疮久不生肌，臭烂不可治方。

麒麟竭　黄连　白矾灰各半两

上为末，傅于疮上，用膏药宽贴之。

治恶漏疮，经久不差，恶肉内溃，**蜣螂丸**。

蜣螂虫自死者，一分，烧灰　巴豆一钱，去壳，烧灰微微存性

上碾细，以津丸，如大麻子大。内一丸入漏疮孔内。

漏腮方③　治漏腮，脓水淋漓不止。

猪蹄壳用盐泥固济，烧为灰

上为末，以麻油、轻粉调，涂疮口，三两上即差。

治恶疮疥癣紫白癜等疾

花蕊石散　治无名恶疮穿溃，经久不差，及痈疽溃烂，脓水不干。

花蕊石一两半，煅过　黄柏皮半两　黄连一两

上为末，入轻粉和匀，先用温盐水洗疮令净，以帛拭干，即以津调药，涂疮上，立效。

治远年里外臁疮不瘥，**槟榔膏**。

槟榔半两　干猪粪半两，烧存性　龙骨一分，研　轻粉少许

上为末，和匀，先以盐汤洗疮，熟帛挹干，以生油调药成膏

---

① 有墙壁者：《普济方》卷二九三作"有泥土者，研，水飞过"。

② 漏：原作"满"，据文义及《普济方》卷二九三改。

③ 漏腮方：此方名原脱，据目录补。

涂之，三日一易，定差。忌食无鳞鱼、热面。

神效膏　治一切恶疮。

虢丹二两　杏仁一两，捶细　黄连半两，为末　清麻油半斤

上用东西柳枝二七条，各长五寸，先用油熬焦黑，用绵滤过，次下黄丹，再熬，至滴水中成珠子不散为度，倾入瓷器中，以盆覆阴地上，出火毒再宿，用之神效。

治一①应不识恶疮，或溅溅状者，**鱼胆膏**。

大鲫鱼一枚，不去皮、脏，用乱发如鸡子大，纳鱼腹中，用纸裹，炭火上煅为灰，碾细，别觅鲫鱼胆调涂之，即差。

乌头丸　治肾脏风上攻下②痓，生疮并癫癣。

川乌头二两　草乌一两。二味以黑豆半升煮透软，去皮、脐，切，晒干　天麻　地龙去土秤，炒　白附子炮。各半两

上为细末，酒糊丸，如梧桐子大。每服三十③丸，空心食前盐酒、盐汤下。

治一切恶疮，脓水不干，**凉肌散**。

蜜陀僧

上为末，入轻粉和匀，干掺，立见效。

治下疳，兼治一切恶疮，**换肌散**。下疳，乃男子阳疮也。

蜜陀僧研细，抄一钱④末　腻粉一钱　黄柏皮碾为末，一钱半　麝香入少许尤佳

上同和⑤匀末，先以温汤洗疮，用软帛子拭干，干掺上。患甚

---

① 一：此字原脱，据文义补。
② 下：原作"一"，据文义及《普济方》卷三〇一改。
③ 三十：《普济方》卷三〇一作"二三十"。
④ 钱：原作"或"，据文义及《普济方》卷三〇一改。
⑤ 和：原作"秘"，据文义及《普济方》卷三〇一改。

者，不过①三次傅药即愈。

桑叶散 治肺毒疮，如大风疾。

桑叶洗，熟蒸，日干

为末，水调二钱服，日四五，无时。加防风尤妙。

洗疮肿不散，**贯众汤**。

贯众不以多少　茱萸三五钱　朴硝三五钱

上用淡醋半胜，水二胜，同煎至二十沸，去滓，先熏，通手洗之。

治毒疮生于手指，赤肿坚硬，俗呼为发指，彻骨疼痛不可忍者，**拔毒散**。

泥蜂窠岩壁②间采之　乳香少许，研

上为末，用酽米醋调涂之，干即再上醋，痛立止。

治阴疮，痒痛出水，久不瘥，**五倍散**。

蜡茶　五倍子等分　腻粉少许

上为末，先以浆水、葱、椒煎汤洗，后傅药，未瘥再用，即瘥。

治臁疮、脚疮，**白玉散**。

插芹大蚌蛤壳薄弦者，不拘个数，烧为灰，研细末，筛过

上每看疮大小用，旋入轻粉拌和。疮湿，干糁上；疮干，津唾调涂。不可近水。

香矾散 治恶疮及嵌甲，神验。

白矾半两　乳香二钱半。先飞矾令溶，后下香，飞住　麝香半钱　轻粉半钱

上合研令匀细，先用盐汤或浆水洗过，干贴或掺。

---

① 过：原作"通"，据文义及《普济方》卷三〇一改。

② 岩壁：原作"研擘"，据文义及《普济方》卷三〇〇改。

白矾散　治遍身顽癣，日久不差，上至头面，妙方。

羊蹄根四两，剉　白矾半两

上烂研，入米醋小盏同涂，觉痒极至痛即止，隔日浴出，不过数次，必愈。

一醉散　治遍身癣。

全蝎十四个，瓦上焙干　蝉蜕十四个，去头、足　白僵蚕十四个，直者　地龙十四个，去土　凌霄花十四个，全者　防风一两　紫菀一两

上七味，为细末，共作一服，用好酒三胜，量酒多少得所，入羊蹄根如大指大两茎，研细，与药同研，研匀，同煎三五沸，通口服之，作一气服尽，服了便入浴。将滓再研令细，就浴抓破，擦有癣处，擦了①不必揩，避风处歇卧定，只一服取效。

癣方

先抓破见血，用生姜②擦了，却以砂糖少许涂之，一两次便效。

治癣及紫白癜风，**硫黄散**。

坯子半两　硫黄一两③半　白矾一两半

上为末，先用羊蹄根取自然汁，擦动傅之。

治紫白癜风，**变白散**。

用大矾末揉薄荷，搵④矾末擦患处，每澡浴了时用之。

治赤白癜风，**茄根散**。

茄根和雄黄，涂之便差。

藜娄散　治秃疮。

贯仲一两　离娄三钱　藜芦三钱

---

①　了：原作"子"，据文义及《普济方》卷二八一"一醉散"改。
②　姜：《普济方》卷二八一作"布"。
③　一两半：原作"两一半"，据文义乙正。
④　搵（wù 物）：撩拨。《广韵·没韵》："搵，手撩物貌。"

上为细末，先洗净疮干，擦疮上，候干，油调涂。

万不失一方① 治大人小儿疮疹，已出而复攧，其势危甚，诸药不效者，治之万不失一。

紫背荷叶霜后贴水背紫者　白僵蚕直者，炒去丝

上二味各等分，为细末，每服一钱，小儿半钱，研胡荽汁，和酒下，米饮亦得。

治一切眼疾

观音应梦熊胆丸 治双②目失明，内外翳障，年深日近，翳③治不瘥者。

南熊胆一分　蔓荆子一合，水淘④　仙灵脾一两　旋覆花半两　麒麟竭一钱　草龙胆一两　防己二两半　黄连一两　瞿麦半两　密蒙花一两半　甘菊花半两　蕤仁二钱半⑤　羖羊肝一具，一半生用，一半煮熟、焙干　蛇退一两，炙　地骨皮一两　羌活一两半　木贼一两，去节

治为末，将生羊肝去膜，乳烂入药，一处捣匀，丸如梧桐子大。每服三十粒，食后用米饮吞下。

孙真人还睛丸 治一切外内障眼，毒风肿赤，痒涩疼痛，昏暗多泪，种种眼疾。

川芎　白蒺藜炒，去刺　白术　甘草炮　木贼生，去节　羌活去苗　防风　青葙子　密蒙花生　菟丝子酒浸三日，焙。各等分

上为末，炼蜜丸，弹子大。每服一丸，烂嚼，白汤下，空心

---

① 万不失一方：此方名原脱，据目录补。
② 双：原作"只"，据文义及《普济方》卷八十六改。
③ 翳：疑为"医"之误。
④ 淘：原作"濁（浊）"，据《普济方》卷八十六改。
⑤ 半：此下原有"两"字，据《普济方》卷八十六删。

食前服。

海州圣婆婆眼药 治一切翳障攀睛，赤脉瘀肉，或痒或疼。

朴硝一两 硼砂研细 朱砂研令极细 脑麝①各少许

上用建盏一只，于火上熔朴硝卧②珠子，却入硼砂等细研，用蜜丸如芥子大，吹一粒入眼中。

羌活散 治一切内外障翳眼目，医治不差者。

羌活 川芎 旋覆花 防风各半两 甘草 苍术泔水浸一夕，去皮日干，不见火③ 楮叶各一两 甘菊 楮实 蝉蜕 木贼各一分 桑叶并八月采，阴秤④用，一两

上木臼中杵为末，茶清调下二钱，早晚食后、临卧各一服。

瓜蒌散 治赤眼，痛不可忍。

小团瓜蒌篱上生藤蔓，结实如弹子大，色红，皮上有毛，九十月采，曝干 槐花炒 赤芍药

上等分为末，每服二钱，临卧温酒下。

洗眼方⑤ 治烂弦风眼。

蕤仁 五倍子 荆芥穗

上等分，为剉散，每用三钱，浓煎去滓，通手洗之，即差。

菊花散 治肝肾风热，上冲眼痛。

甘菊花 牛蒡子炒熟令色绝。各八两 防风三两 白蒺藜一两，炒去刺 甘草一两半

上为末，每服二钱，熟水调下，食后、临卧服。

地黄丸 镇肝明目养血。

---

① 脑麝：指冰片、麝香。
② 卧：《普济方》卷七十八作"成"，义长。
③ 火：原作"之"，据文义及《普济方》卷七十八改。
④ 秤：疑为"干"字之误。
⑤ 洗眼方：此方名原脱，据目录补。

熟干地黄一两半　黄连去须　决明子各一两　没药　甘菊花　防风　羌活　桂心不见火　光明辰砂研极细，各半两

上为末，炼蜜丸如梧桐子大。每服三十丸，熟水下，食后，日三服。

羊肝丸　镇肝明目。

羖羊肝一具，新瓦盆中煿干，更焙之。大者用一半　黄连三分　甘菊花　羌活　柏子仁别碎　细辛　官桂　白术　五味子各半两

上细末，炼蜜丸如梧桐子大。空心食前温水下三十丸。

治大人小儿雀目攀睛，**谷精丸**。

谷精草二两，为末　羊肝一具，薄切作片子三指大，用黑豆二合，同谷精草以水二大碗同煮干为度，取出控干

上和黑豆，不以多少，时嚼吃。如恐人不肯吃时，煮干取出，乘热入臼内捣成丸，如绿豆大。每服三十丸，茶清汤下，食后、临卧服。小儿加减，随大小便①。

梦灵丸　治眼目障翳，视物不明。

羊肝一叶，薄切去膜，晒干　黄连一两，大者，洗净去须　太阴玄精石一两，别研极细　石决明一两，洗净，别为末　蕤仁半两。净秤二两连皮，可取半两，只用穰，别研

上为末，粟米粥和丸，如梧桐子大。每服三十丸，食后、临卧温酒下。翳膜厚者，不过三十服。

奇犀散　治小儿班②疮豆③毒④眼，但睛不枯破，其余证候悉

---

① 便：《普济方》卷八十三作"服"，义长。

② 班：通"斑"。段玉裁《说文解字注·文部》："斑者，……又或假班为之。"

③ 豆：天花，也作"痘"。《徐霞客游记·滇游日记七》："每二十年逢寅，出豆一番，互相牵染，死者相继。"

④ 毒：《普济方》卷四〇四"奇犀散"此下有"入"字。

治之，半月即愈。疮子安后服此药，清肝膈，永远无疾证。

犀角镑　薄荷子如无，以叶代之　羌活　麻黄去节　木贼去节。已上各九钱　石决明　赤芍药　甘草　白蒺藜炒去刺　瓜蒌根已上各一分　人参去芦，九钱　羚羊角镑，九钱①

上为细末，每服一钱或半钱，小儿蜜汤、大人茶清调下，夜卧、食后服。

还睛散　治风热攻眼，血贯瞳仁。

龙胆草　红芍药　当归

上各等分，为细末，每服一钱，水一碗，煎至七分，临卧温服。

治大人小儿雀目，**夜明散**。

苍术用河水浸去黑皮

上为末，每用一大钱，羊肝一片批开，糁药在内，用麻缕系定，清米泔煮熟，乘热去麻缕熏眼，候温，取肝食之，以煮药泔下。

玉兔散　治豆毒疮入眼成翳。

兔屎日干

为末，用蜡茶清调下一钱。

黄芩散　治大人、小儿肝热，眼生翳晕，不能视物。

黄芩一两　淡豆豉三两，研

上为末，每服二钱，用熟猪肝裹药同吃，温汤送下，不拘时候，日二三服。忌酒、面、毒物。

治远年日近翳膜遮障，内外障眼，**枸杞丸**。

木贼一两，去节，用童子小便浸一宿，净洗三五次　枸杞子一两，炒干　削皮苍术三两，泔水浸一夕，净洗　家菊花一两，去枝叶

---

① 九钱：原脱，据《普济方》卷四〇四"奇犀散"补。

上为末，炼蜜丸，如木槵子①大。每服一丸，食后用好茶嚼下。

佛手散 治眼肿痛。

乳香二钱　焰硝二钱　青黛二钱

上同碾为末，口中含水，右边搐之少许②。

治眼赤肿痛，**青黄汤**。

冬青叶　黄连

各以少③许，浓煎汤，又入朴硝少许，洗眼，甚妙。

楮桃丸 华④山李真人治诸眼疾，不问远近，皆治之。

苍术　川芎　青盐　甘草各一两　川椒去目　木贼去节　滑石研
谷精草各半两

上为末，以药末四两，水三升，煮楮桃一升，水尽为度，频搅，使药缠在楮桃上，焙或晒干。每服三五个，食后细嚼，茶清下。如患晕翳，服之神效。

治风肿热毒，赤肿眼，**糖煎散**。

当归　赤芍药　甘草　天花粉　木通　金银藤　汉防己　山栀仁等分

上为粗末，每服二钱，水一盏，煎至七分，入砂糖一块如弹子大，再煎一二沸，去滓，先薰，候⑤通口服，食后、卧时。

治血灌⑥瞳仁及睛疼，**芎黄散**。

白牵牛炒　大黄煨　川芎各等分

---

① 木槵子：无患子，落叶乔木，结实大如弹丸，坚黑如漆珠。
② 右边搐之少许：《普济方》卷七十四作"鼻内嗜之"。
③ 少：原脱，据《普济方》卷七十三引《海上方》"青黄汤"补。
④ 华：原作"叶"，据《普济方》卷八十六"楮桃丸"改。
⑤ 候：此下疑脱"温"字。《普济方》卷七十六作"后"。
⑥ 灌：原作"瞋"，据《普济方》卷七十七改。

上为细末，每服二钱，临卧用砂糖水调下。睛疼，温酒调下。

光明散　治雀盲不见路。

夜明砂炒　蚌粉炒　苍术米泔浸，炒　海螵蛸各等分　加黄丹

上为细末，用羊肝作片子，安药在中，用水一盏，煮干为度，细嚼，用白汤吞下。

磁石丸　补肝肾虚，止冷泪，散黑花。

磁石一两，煅，醋淬　菖蒲　川乌炮，去皮、尖　巴戟　黄芪　苁蓉　玄参各等分

上为细末，炼蜜为丸，如桐子大。每服二十丸，盐酒、盐汤下，空心服。

决明散　治赤眼，生翳障，多泪睛疼。

玄参　黄芩　防风　川芎各二两　蝉蜕半两　地骨皮一两　前胡一两　甘草一两　苍术一两，泔浸　木贼半两　草决明一两

上为细末，每服二钱，各换汤使。时气赤眼，米泔水下；多泪，麦门冬熟水下；翳膜，淡竹叶汤下；血贯瞳仁不退，熟水下；妇人，荆芥茶下。

还明散　治气眼翳，退障止冷泪。

夏枯草　香附子

上等分，为细末。茶调下，每服二钱。

珍珠散

晚蚕砂二两　谷精草一两　夜明砂一两　石决明三两，煅

上为细末，每一钱，米泔水调。如赤肿上翳，用猪肝夹药札定，泔一盏，煎至七分，先薰后服。

五退还光丸　治内外障眼。

刺猬皮①一两，同麸炒，去麸不用　枳实一两　蚕退半两，炒　防

---

①　皮：原脱，据《普济方》卷七十八补。

风一两　蝉蜕一两，炒　苍术一两，泔水浸，炒干　蛇退一两，炒　甘草一两，炒　草决明一两　猪前爪一两，烧灰存性

上为细末，炼蜜为丸，如桐子大。每服二十丸，好茶下，一日一两服。

茺蔚子丸　治气眼，退翳。

茺蔚子一两　荜澄茄一两　石决明一两，煅　青葙子一两　人参半两　白术半两　茯苓一两　甘草半两，炙　枸杞子一两　羌活一两

上为细末，炼蜜为丸，如弹子大。每服一丸，细嚼，用茶清送下。

石蟹丸　退翳明目，去肝热。

地骨皮一两　枳壳一两，麸炒　石蟹二两　牛膝三两，酒浸，焙干防风一两　破故纸半两，炒　甘草半两　木贼半两　枸杞子半两①甘菊花半两　生地黄三两

上为细末，蜜为丸，如梧桐子大。每服二十丸，热水送下。

花乳石②散　治多年内外障。

花乳石一两，细研，水澄为粉，焙干　防风一两，去芦头秤　川芎一两　甘菊一两　甘草半两，炙　牛蒡子半两，拣去灰土秤，炒　白附子一两

上为末，每服二大钱，腊茶调下，不拘时候。

太阴玄精石散　治内外障眼。

玄精石一两，细研，须是真者　石决明半两，火煅存性　菊花一两，去枝梗　羌活半两　甘草四两③　蝉蜕一两，洗去砂泥

上焙，为细末。每服一钱，用麦门冬熟水调下，食后服，大

---

①　半两：原脱，据《普济方》卷八十补。

②　花乳石：花蕊石。

③　两：原脱，据《普济方》卷七十八补。

有神效。

韩相公进梦灵丸　治内外障眼。

防风一两，蜜炙　石决明一两，水一升，煮干　菊花二两　威灵仙一两　蕤仁一两　谷精草一两　枸杞子一两　苍术一两，米泔浸一宿，到，焙　蚌粉一两，飞过

上焙，为细末，用雄猪肝一具，竹刀切去筋膜，和药捣一千下，入面少许，共捣丸如梧桐子大。食后盐汤下三十丸。忌煎①、煿、鲊、豆腐等毒物。

治风毒烂弦眼方

五倍子　鹰爪黄连去须，净洗　蔓荆子择去皮膜，净洗，各半两　肥大京枣十二个

上用新砂瓶贮净水二升，入四味药，炭火同煎取一升许，澄清，以枣子点清药汁，不住挹眼弦，凡可六七次挹之。药汁如冷，再温令暖。挹时须先微闭眼。

还睛散　治青盲，内外障眼，忽然不见物者。

川芎一两　草龙胆一两，去芦头　楮桃儿一两，青者　木贼一两　仙灵脾一两半　甘草三分　淡竹叶半两

上为细末，每服二钱，用新汲水调下，日进三服，不拘时候。

治赤眼方

白牵牛

上为细末，烂煮葱白，研如泥，和末为丸，如绿豆大。每服五粒，食后用葱汤下。服讫，仰睡半时。如要速②效，加至十粒止。

春雪膏　治赤眼，去翳膜。连点三次，立效。

南硼砂二钱　脑子半钱　蕤仁二钱，去壳

---

① 煎：原作"前"，据文义及《普济方》卷七十八改。
② 速：原作"迷"，据文义及《普济方》卷七十三改。

上研细烂，奶汁调成膏，以铜箸点之，甚妙。

金丝膏　治一切年深日近风毒眼目，内外翳障攀①睛，瘀肉赤脉贯瞳仁，或痒或疼。

川黄连半两　宣连半两　青盐二钱　虢丹二钱，研细　黄柏皮半两，去粗皮　乳香二钱，研　大枣二十四个　白丁香十四②个　蜜四两，炼蜜同诸药入　灯心三百茎

上除蜜外，并捣碎，汤浴洗净，不犯铁器及铜器，用井花水一胜，砂石器中熬，切勿令火紧，候至十数沸，用生绢袋滤③过，放冷至五七分，再滤④入瓶子内，蜡纸封口，勿令透气，于廊庑间取一穴埋之，次以水一盆，倾在土中，浸瓶一宿，来日取出，净洗瓶，研入脑子、麝香、南硼砂一块各皂子大，搅匀，点粟米许入眼大眦头。

点翳眼方⑤

石蟹二钱，如无，煅炉甘石以代之　密陀僧一钱　白丁香一字　硇砂一字，四味研细如粉　蕤仁取白肉，半钱，研去油尽　铜青半钱　乳香半钱，研细

上七味，一处入乳钵研细，入于密器收。如用时，旋取一二钱，入片脑少许，研匀，别入小器中盛之。一日两三次点之，神效。

神妙散　点翳膜障眼。

朴硝二两，安豆腐淋过，将建盏煅　辰砂半钱　乳香半钱　玄明粉一分　脑子三字　麝香三字　胆矾半钱　硇砂半钱　南硼砂半钱

---

① 攀：原作"攀"，据文义及《普济方》卷八十六改。
② 十四：《普济方》卷八十六作"二十"。
③ 滤：原作"摅"，据《普济方》卷八十六改。
④ 滤：原作"摅"，据《普济方》卷八十六改。
⑤ 方：原脱，据目录补。

上为细末，以铜箸点之。研须极细。

照水丹　神妙眼药。

轻粉一字　脑子半字　麝香半字　辰砂半钱　硼砂半钱　水银三字　硇砂半字　铜青半两　杏仁三粒，汤去皮、尖

上子细①如法研了，用腊一块如弹子大，熔，和匀，小盒盛，旋取作饼。睡时安眼头，天明以水一盏照下看膜。依前收，夜再用。

熏洗眼方

当归　黄连　赤芍药　姜蕤

上四味等分，并为㕮咀。每次用四钱，以水一大碗，于银铫内煎及六七分，贮于金或银、铜、石器内，以纸幕②之，于纸上开一窍，以眼就窍熏之，俟药稍温，淋洗，冷即止。如再欲洗，即煎热。一服可使三五次。

洗一切眼疾，**揭云散**。

当归　赤芍药　秦皮　滑石各半两　铜青　甘草各一分

上为细末，每服半钱，汤泡澄清，洗。

搐鼻退翳膜，**蝎附散**。

姜黄③　青黛　附子尖各一分　全蝎一分　薄荷一两　鹅不食草半两

上为细末，含④水，搐少许于鼻中⑤。

清凉枕法

羌活　川芎　淡竹叶　防风　防己　菊花　黑豆　当归　芍

---

① 子细：细心。
② 幕：覆盖。《方言》卷十二："幕，覆也。"
③ 姜黄：《永乐大典》卷一一四一二作"姜粉"。
④ 含：原作"合"，据《永乐大典》卷一一四一二改。
⑤ 于鼻中：此3字原脱，据《永乐大典》卷一一四一二补。

药　枸杞子　密蒙花　山栀子　荆芥　薄荷　甘松　香白芷　旋
覆花　地骨皮各等分

上十八味，为粗末，用袋子盛之，枕头。

治男子、妇人、小儿一切赤烂弦风眼，**绿散子**。

黄丹　白矾　胆矾各半钱，一处煅干为度　白善二钱　铜青半钱

上为细末，每服半钱，沸汤泡洗。

立应散　治内外障，昏涩多泪，及暴赤眼，一切目疾并治之。

鹅不食草净洗　香白芷洗　当归去芦头，洗　雄黄别研，后入
川附子①已上各等分　踯躅花减半

上为细末，入麝香少许，和匀，含水搐鼻，日三次搐鼻②。鼻
内去尽浊涕、眼泪为度，食后少空用。

地黄丸　治内外障，及见飞花。此药平补，壮气血，悦精神。
先服此方半日，次服羌活丸五日，然后用立应散搐③鼻。

熟地黄二两，酒蒸二次，焙　生地黄一两，去芦　川当归一两半，
去芦　川牛膝一两　金钗石斛一两，切，酒浸，焙　菟丝子一两，酒浸，
炒，别研　车前子一两　防风一两　枳壳一两，略洗去穰，面炒　杏仁
麦麸炒，先用汤泡去皮、尖，却炒，别研入药，不罗，一两

上为末，炼蜜丸如梧桐子大。每服三十丸，空心盐汤下，日
一服。

羌活丸　治肝肺气毒上攻眼，一切药不效者。

羌活六分　木香四分，不见火　沙苑蒺藜二分，微炒　绵黄芪一
分，去叶，蜜炙　青葙子微炙　黄菊花二分，去叶　大黄二分，蒸　麦
门冬一两，去心　青皮二分，去穰，洗　枳壳一两，洗，去穰，面炒

---

①　子：此下《普济方》卷七十八有“泡”字。
②　日三次搐鼻：此5字原置于“并治之”之后，据义乙正。
③　搐：原无，据《普济方》卷七十八引《卫生家宝》“地黄丸”补。

上为细末，炼蜜丸如梧桐子大。每服三十丸，食后用苦竹叶煎汤下，日三服。苦竹叶尝①用一握，炙黄，瓷瓶煎汤。

治目疾诸证，**通明膏**。

大黄　当归　甘草生　赤芍药　川芎已上各等分

上件为细末，炼蜜为丸，如弹子大。每服一丸，细嚼，用茶清送下；如目疼者，加乳香少许同嚼。食后、临卧服。

治眼，**双仙散**。

仙灵脾　小瓜蒌红色者，又名王瓜。等分

上为末，每服一钱，食后茶清调下。

贴顶出光膏　治瞳仁散失，头目昏痛。

附子一个，重八九钱者，盐纸裹定，用文武火炮熟为度　石膏半两，烧通赤，烂研　辰砂一钱，研　牡蛎半两，半生半烧红，同研

上四味和匀，每服一小钱，用薄荷水调成②膏，更入绿豆粉和匀，摊纸上，贴顶心，三日一次换，不半月而瞳仁如故，复用八子丸、虎睛丸常服补之。

八子丸　治诸睛患。

白附子半两　牛蒡子半两，炒　五味子半两　决明子半两　山栀子半两　覆盆子半两　地肤子半两，炒　川芎一分　木香一分　赤芍药半两　白芷半两　柴胡半两　芎劳半两，焙　吴白芷一两，焙　苦桔梗一两，焙　紫苏子半两

上为细末，米糊为丸，如梧桐子大。每服二十丸，白汤下，食后服。

虎睛丸　治眼目内外障。

羚羊角三分　柴胡一两　藁本一两　防风半两　夏枯草一两　草

---

① 尝：疑为"当"之误。

② 成：原作"或"，据文义及《普济方》卷七十八"贴顶出光膏"改。

决明一两 麝香一字，别研 家菊花半两 脑子半字，别研 青葙子半两 熟地黄半两 天竺黄一两 密蒙花半两 天麻半两 紫河车半两 车前子半两 旋覆花半两 玄参半两 蕤仁半两，去壳，别研 黄连半两 虎睛一个①，雄者

上二十一味为末，炼蜜为丸，如梧桐子大。每服二十丸，加至三十丸②，荆芥汤下，食后服。

治眼内外翳障，**木贼散**。

木贼去节 甘菊 枸杞子 荆芥穗 苍术米泔浸三日 熟干地黄

上六味，等分为末，更入蛤粉和匀。每服二钱，先用猪肝四两切开，糁药在内，甑上蒸熟，食后细嚼，白汤送下。

芎枳丸 治班疮入眼。

川芎 枳壳麸炒

上各等分，为末，炼蜜丸。每服三十丸，茶汤下，不拘时候，连服，候愈即止。

蒺藜丸 治肝肺气毒上攻眼，一切药效不效者。

羌活六分 木香四分，不见火 青葙子 沙苑蒺藜二分，微炒 绵黄芪二分，蜜炙 黄菊花二分，去梗、叶 麦门冬一两，去心 枳壳一两，略洗了穰，麸炒 青皮二分，去穰，略洗 大黄二分，蒸

上为细末，炼蜜为丸。每服二十丸，苦竹叶炙黄，用瓷瓶煎汤，食后下药。苦竹叶每用一握，日三服。

衢州陈医传治眼三方③

治赤眼。凡患眼皆治，不动脏腑。

---

① 一个：《普济方》卷七十八"虎睛丸"作"一对"。

② 加至三十丸：原作"至二十丸"，据文义及《普济方》卷七十八"虎睛丸"改。

③ 衢州……三方：原作"衢州陈翳传三方"，置于"不动脏腑"之后，据目录及文义修改、乙正。

苍术一两，切作片，米泔水洗①一宿，焙干　牛蒡子一两　荆芥一两
草决明一两　龙骨半钱

上五件为细末，每服三钱，米泔水下，临卧服。饭后，茶清亦得。如眼肿，入木贼一两。

治眼涩。

甘菊　枸杞子　油麻　川芎各等分

上四件为细末，食后嚼咽下。

凡眼涩，以薄荷煎泡汤洗。

神验驱风散　治眼之法，先须治风，风候既息，用药攻治，则易见奇。眼疾无问轻重新久，或欲调治，先进此药数服，却随证副以它药，无不立见效者，或与②别药相间，多服尤佳。若患雷头风眼诸证候，只此药一剂，不必别药服之，可以断去根本。仍治新久偏正头疼，或暴赤眼，三两服即如脱去。

川乌两个，大者，一炮去皮、尖，一不用皮尖、生用　川芎半两　天南星一个，大者，有油盆粉白者，生用　白附子半两，生用　藿香叶半两　荆芥穗半两　石膏半两，火煅

上七味为细末，每服一钱，入好茶末小半钱，薄荷五叶，白梅一个，水一盏，煎至半盏，乘热便用纸覆盏面，穴小窍如指面③通气，先薰患处，候通口，然后服，食后、临卧。既服此药，若有物如虫寻患处，此其效也。

蝉花丸　治年深日久④诸般内外障眼，风毒气毒，翳膜赤脉，逆顺横关，弩肉攀睛，弦睑赤烂，眵浓多泪，昏暗不明，视物茫茫，皆治之。

---

① 洗：《普济方》卷七十三作"浸"，义长。
② 与：《普济方》卷八十六"神验驱风散"作"无"。
③ 面：《普济方》卷八十六"神验驱风散"作"令"。
④ 久：《普济方》卷七十八作"近"。

威灵仙去芦　白蒺藜炒去尖　木贼去毛节　草决明炒　菊花去枝　石决明火煅　蝉蜕麻油净洗去土　青葙子瓦上炒　川芎生　羌活生　密蒙花去芦　楮实子炒。已上十二味各半两　旋覆花去芦　甘草　荆芥穗已上各一分

上件为细末，炼蜜为丸，每两作十五丸。每服一丸，细嚼，用浓煎灯心麦门冬汤送下，食后、临卧，日进三服。

观音水点眼方

乳香一钱　铜青半钱　白矾三钱　当归一钱　黄丹一两，略①飞令②赤色　盐一钱　黄连一字　蜜四两

上用水一斗，煎至五升，滤去滓，令极清，入脑子一分，麝香一字，硼砂三钱，熊胆半钱，同研如粉，与前药共入一瓶，纸封三日，候香气匀，以铜箸点十数次，闭③目少时，汤洗之。

补肾明眼方

生干地黄　熟干地黄　牛膝酒浸　枳壳麸炒，去穰　杏仁笼糖炒去皮、尖了，方压去油　金钗石斛去梗

上各等分，炼蜜为丸。用豆淋酒下五十丸，空心食前。丸如梧桐子大。

车前子丸　治眼，去瘟瘴，轻身变白，明目，夜中见光。

车前子　菊花　生干地黄　麦门冬已上各等分

上为细末，炼蜜为丸，如梧桐子大。每服五十丸，食后用温熟水送下。

患眼方

黄连三钱　枣子四个　杏仁十二个

---

① 略：《普济方》卷七十八作“暴”。
② 令：原作“合”，据《普济方》卷七十八改。
③ 闭：原作“开”，据《普济方》卷七十八改。

上三味捣碎，以河水二大碗，煎至一碗，乘热洗，良久再暖，复洗五七遍，立愈。忌炙煿、酒、面等物。

乌髭鬓口齿药附

五圣不老散

不蛀皂角五十锭，刮去黑皮　没石子二对　熟干地黄洗，焙　胡桃肉二十个①　蛇退二条，火烧成灰　白盐十二两　川楝子　硇砂　青盐　地龙去土　香白芷　酸石榴皮　川百药煎　黑牵牛　乌贼鱼骨已上各二两，除皂角外，并为粗末，用糠醋四升，同浸皂角　当归　细辛威灵仙　藿香叶　仙灵脾已上各二两，不②为末，依③次铺尽所浸皂角上安之

上先以粗药末入醋搅拌匀，下皂角了，以后五味盖之，浸四五日，每日翻皂角一二遍，用重物压盆，恐醋没药不着，日足，不用他药，只将皂角用桑柴熟火炙令稍干，再于醋内浸，再炙至醋尽，焙干，碾罗为细末。每药一两，用麝香一钱和匀，每早晚两次，以刷牙子蘸药，上下齿每处擦五七十擦，或手指蘸药亦得。遇有津液，旋旋咽，更不漱口。如用药约一月外，若有白者髭须，逢寅日摘去。如再生出者有黑白，渐次摘换，尽出黑者。此药有神妙，不可细述，一曰明目，二曰去头风，三曰补肾，四曰牢牙，五曰乌髭须、换发。

变髭发，**秦椒散**。

秦椒二两，择净　白芷二两　肉桂一两，长一尺者　旋覆花一两，好者

---

① 　个：《普济方》卷四十九作"斤"。
② 　不：《普济方》卷四十九作"一钱"，连上读。
③ 　依：此下原有"资"字，据《普济方》卷四十九删。

上件捣罗为末，每服二钱，用温酒或茶调，每日午时服之，临睡更一服，只一月见效。若不信，将此药拌饭喂猫儿，一月白处变黑，此乃神效。

揩牙药，**香盐散**

香附子半斤，去毛　生姜十两

细擦，连滓一处罨三宿，炒焦黑存性，去姜，止用香附子，捣为末，却入青盐二两，研和匀，于瓷器内收。每早晨揩牙洗面了漱去，临卧再用。

齿药，大能乌髭发，**变①白散**。

大浆石榴一个，用铁钉四十九个札匀，三日取出，钉入丁香，盐入，取山中黄土固济，令干，用炭火二斤煅，炭尽为度，候冷②取出　细辛二两，生用　猪牙皂角二两，刮去皮，蘸盐水炙　寒水石二两，炭火煅

上为细末，更入脑、麝少许揩牙，候药行，方漱口，临卧揩牙，勿漱，取口中涎擦白髭。

治口中秽气臭恶，**香附丸**。

香附子不拘多少，拣大者，去皮毛

上为细末，一半醋糊为丸，一半每遇空心白汤调，吞下药三十丸，三五日见效。末用一钱。

治牙齿浮动，**牢牙散**。

肥朱子一个，独子者为妙，去子，以盐实中，以盐泥固济，火煅过

上研细，如齿药揩牙，大效。

治牙疼，**固本散**。

仙灵脾不拘多少

上为粗末，煎汤漱牙齿，大效。

---

① 变：原脱，据目录及《普济方》卷四十九改。
② 冷：原脱，据《普济方》卷四十九补。

搐一切牙疼，**全蝎散**。

蜈蚣一条　全蝎三个　焰硝半两　良姜一两　乳香一钱　麝香一字

上为细末，每用少许搐鼻。

治风蛀牙疼，**搜风散**。

荜拨　细辛　升麻　胡椒已上各半两

上为细末，每一耳干点擦痛处。有蛀窍，用枣肉丸塞之；有涎多，吐，用盐汤漱之。

治风蛀牙疼，**八仙散**。

良姜　瓜蒂　荜拨　草乌　胡椒　汉椒　僵蚕　青盐

上各为末，等分和匀，先灌漱，后以药轻手揩痛牙了，合口少时，涎即吐出，每日早晚两次用之。

治蛀牙四方①

巴豆一个，去壳，用生姜一块，切两下，取一窍子，安巴豆合着，用数重纸裹湿着，文武火煨之，候姜焦熟，取出巴豆，纸压去油，却以新绵少许，裹巴豆在内，随蛀孔大小加减，用绵塞蛀牙孔中，其痛立止。用三次，蛀牙自落，妙不可言。

治一切牙疼，用地骨皮不拘多少，煎汤漱之，立效。

又方，用胡桃肉灯上烧存性，趁热于痛处咬之，其痛立止。凡用三次，永除根本。

又方，用蝎稍、胡椒二味等分为末，揩痛处，立效。

又方，用红豆为末，搐鼻，立止。

牢牙药，**乌金散**。

芭蕉叶不拘多少

阴干烧灰，更入烧盐，早晚揩牙。用一生，齿无动摇。

---

① 四方：此2字原脱，据目录补。

揩牙乌髭药皇朝类苑去握土得石碑所载

猪牙皂角及生姜，西国升麻熟地黄，木律旱莲槐角子，细辛荷蒂要相当，青盐等分同烧煅，研煞将来用取良，捍齿牢牙髭鬓黑，始知人世有仙方。

黄工部牙药

细辛　藁本　白芷已上各二两　白矾四两，煅过　生姜六两，细切，先阴干，后同前件药一处焙干，和匀

上件为末，如常用。

受拜齿药①

香附子半斤　细辛二两　盐二两

上取香附子新大者，去粗皮，细剉，用生姜一斤研取汁，拌和香附子浸五七日，取出香附子，不用姜滓汁，后将细辛与香附子、盐同瓦炒存性，逐日揩牙，如常法。

乌髭揩牙药

苦参半两　青黛一两，如螺色青者　青盐一两

上先以苦参为末，次研青黛，又研青盐，一处拌和令匀。早、晚无时作牙药揩牙，徐俟少时漱之。荆南刘大夫年七十余，知②汉州，陛③辞日，神宗怪其说：鬓尽黑。对云：用此方。遂录进呈。

神妙乌髭方

每用酸石榴一个，于上匀钉小铁钉四十九个，遇夜安顿在露地或屋上，至晓④即收在屋下，勿令见日色。露三夜毕，取去钉子，每一钉窍内塞一丁香，每取出一个钉，便塞丁香，用纸裹石

---

① 受拜齿药：此方名原脱，据目录补。

② 知：原阙，据《普济方》卷四十九补。知，主管。

③ 陛：原作"阶"，据《普济方》卷四十九改。陛辞，指朝官离开朝廷，上殿辞别皇帝。

④ 晓：原作"晚"，据《普济方》卷四十九改。

榴，以好米醋和黄泥固济石榴，顿在风道略干，以炭火簇烧，令通红火多为度。取去炭火，移在一净地上，候冷，取去泥净，取烧过者石榴，碾为细末，早晚擦牙，须令擦得牙齿热，以得药力。行至千春，永无白鬓，更无蚛牙。若青春人用此药，一世更无白。如摘白须后，以生姜汁擦，遂生黑者。

变白为黑方

针沙醋煮　诃子麸炒黑色，去核用皮　五倍子为末　百药煎为末。已上四味，临时各用二钱　荞麦面①一钱，无时则②用麦面亦可③

上用荞麦面同前四味醋煮为糊，稀稠得所，先净洗髭鬓了，揩拭令极干，然后用前药涂染，却④用荷叶包裹。不黑再染，一两度自黑。

换白发方

吴白芷　菊花　旋覆花　桂心　白茯苓　巨胜子已上各三分　荜澄茄　牛膝已上各二分　覆盆子　莲花须阴干。已上各一分

上为末，酒煮糊丸如桐子大。空心酒下三十丸，午时更进二十丸。服⑤时须吃酒或饭，引动药力乃妙。一月⑥见效，白者初碧，渐变黑色。此药兼治一切风疾苦。欲试药验，但将蒸饼裹药，饲白犬一月，即为黑矣。忌萝卜、羊血、生葱。正月初四、二月初六、三月十二、四月十六、五月二十一、六月二十四、七月二十一、八月十五、九月十六、十月十三、十一月初四、十二月初七，已上遇之，并不宜服。冀州李鉴郎中四十二岁，头发遍白，

---

① 面：原脱，据文义及《普济方》卷四十九补。
② 则：原作“时”，据《普济方》卷四十九改。
③ 亦可：原作“赤”，据《普济方》卷四十九改。
④ 却：原作“幼”，据《普济方》卷四十九改。
⑤ 服：原作“胀”，据《普济方》卷四十九改。
⑥ 月：原作“日”，据《普济方》卷四十九改。

忽于山中遇老人授此方，依法服食，至赴阙①时六十九岁，更不生白发，两鬓如漆，遂进此方。

乌髭石燕散

香附子半斤，用生姜一斤，取自然汁浸三宿，俟香附子透，焙干，炒焦，碾　生干地黄一两，焙干　石燕子一对，醋淬，碎碾　青盐二两半，明净者　石榴皮三两，炒干　皂角七条，不蛀者，烧存性　麝香少许，别研　细辛二两，焙干

上七味，为细末，入麝香和匀，临睡揩齿，不可语话，次早以温汤漱之，不过一月如漆矣。

变容通神散　葛真人方。

苍术一斤　茯苓　泽泻　猪苓三味各四两　桂心半斤

上合捣为末，每服一钱，用温酒或米饮调下，日三，食后服之。三十日发白变黑，容貌改红，筋骨强盛。久久服之，可通于神鬼也。

乌须青盐散②

大瓜蒌一枚　青盐二两　杏仁二百枚

上将瓜蒌于顶上开一盖子，取出瓜蒌穰，然后细研青盐，与瓜蒌穰、杏仁相拌匀，填实于瓜蒌中，须要满，却用盖子盖之。用湿纸三两重包裹，次用蚯蚓泥并纸筋一处捣为筋泥，再包裹于湿纸上，厚一指许，须圆匀③，不破纸绽，于日中晒干，用熟炭④二斤，四边上下煅之。火多则恐爆裂，徐徐添火，候泥球通红，有青烟焰出，即药成。去火，扫净地尺许，置泥球其上，以新瓦

---

①　阙：原作"阚"，据《普济方》卷四十九改。赴阙，入朝，指陛见皇帝。

②　乌须青盐散：《普济方》卷五十名"瓜蒌散"。

③　匀：原作"勿"，据《普济方》卷五十"瓜蒌散"改。

④　熟炭：原作"热火"，据《普济方》卷五十"瓜蒌散"改。

盆盖，食顷，击去泥皮，取药细研。晨起、日中、临睡以指蘸药擦牙，令①极热，即取效速，仍不辍用之，百日髭鬓可致如黑。先有白者摘去，以余药擦于鬓间，后来发不生白矣。其治口齿之功，未易具陈。

浸油益发神效方

莲花须一两，阴干　零陵香一钱　卷柏叶　白芷　劳苇　防风已上各半两

上件六味细切，以绵裹，入生椒七十粒，生麻油半斤，浸于新瓶②中，埋地中七日取出。妇人涂发极佳，兼治头发落不生，极佳。

牙齿药二方③

细辛二两　草乌头一两　皂角二两

上先将皂角炒令焦，次入草乌，次入细辛，同炒为末。先用盐汤漱口，即用药如常使。

又方

蜂房　白矾　猪牙皂角

上各等分，捶碎，水一碗，煎沸，漱口不可咽。

牢牙赴筵散

香附子　高良姜　盐各三两，同炒，令焦黄色，恐雪霜药湿则去盐，他时不必去也　细辛一两

上为末，作齿药常用，晚年牙不脱落，其妙。

胡尚书齿药

皂角五挺，去粗皮　生地黄一斤，取汁留滓，以汁涂皂角炙，细剉

---

① 令：原作"合"，据文义及《普济方》卷五十"瓜蒌散"改。
② 瓶：原作"饼"，据文义及《普济方》卷五十"浸油益发神效方"改。
③ 牙齿药二方：原作"治牙齿药"，据目录改。

上二味，同地黄炒淬干，为细末，入炒盐半两，和令匀。每日早常用揩牙毕，盥漱。

齿痛牙断宣肿方

香附一两，去皮、须　乳香一钱　细辛　防风　荆芥三味各三钱

上捣罗为细末，早上揩痛处，大段痛时，即煎防风汤，先次漱盥了，多着药擦之，一日三次，每次一饭久为佳。

齿痛风蛀疼痛方

细辛　白芷　草乌已上各等分

上为细末，药揩向齿上痛处，霎时以盐汤漱口，立止。

牙齿痛连腮肿痛方

防风　巴戟　天麻　莽草　细辛已上各一两　白芷　白附子各一分

上为末，牙痛处揩擦约行半里地，盐汤漱口。

治耳疾

治耳内虚鸣，**麝香丸**。

麝香半钱　全蝎十四个　猫儿薄荷十四叶，裹麝香、全蝎，瓦上焙干

上为细末，滴水捏作挺子，塞耳内，极妙。

治远年日近耳重，**木香丸**。

香附子一两，炒去毛　苍术一两，泔水浸，焙干　木贼二两　川乌半两，炮，去皮、尖　木香三钱，临用药分，使不见火

上为细末，用葱六两研，同前药和匀，罨一宿，来日炒干，再为细末，作二分①。一分用酒糊为丸，如梧桐子大，每服三十

---

① 分（fèn 份）：所分之物，整体中的一部分。也作"份"。

丸；用留下一分药末，每用一钱，麝香酒调，吞①下丸子药服之。

全蝎散 治耳聋，无问岁月远近，皆一服瘥。

全蝎四十九个　生姜四十九片，同炒，姜干为度，去姜不用

上为末，日晚令勿饮食，睡时用温酒调，作一服之，量人饮多少至醉，使卧，勿令惊醒，至晚即瘥。

治耳聋，不拘老少、年深日近，立效，**菖蒲丸**。

羊石子四对，去膜，作两片，用无灰酒四升，煮尽酒为度，用银或砂钵　皂角四钱，用酥涂，炙黄色，去子不用　川椒六钱，去目，炒去汗　石菖蒲一两二钱，净　葱子一两二钱

上四味为细末，研羊石子作膏，和匀，丸如桐子大。每服二十丸至三十丸，酒送下，盐汤亦得，空心服。

治多年久患耳聋不可治者，服此十日内见效，永除根本，**胜金透关散**。

川乌一个，炮，去皮、脐，一方草乌用尖　华阴细辛二件各二钱重　胆矾半钱　活鼠一个，系定，热汤浸死，破喉开取胆，真红色是

上三味为末，用鼠胆调和匀，再焙令干，研②细，却入麝香半字，用鹅毛管吹入耳中，吹时口含茶清，仍少时。

治耳聋，**鼠胆纸捻子**③。

腊月里老鼠胆四个，捻入在耳里，用纸捻塞耳，顷时耳中雷鸣，取出鼠胆，其脓物随胆皆出。

治诸喉风

如圣散 治喉风。

---

① 吞：原作"蚕"，据文义及《普济方》卷五十三"木香丸"改。
② 研：原作"煞"，据《普济方》卷五十四改。
③ 子：原脱，据目录补。

猪牙皂角一分，为末　白矾一分，研细　黄连一分，细切，于新瓦上略爆，为末

上三味和匀，每服用半钱，吹入喉内，顷，唾出脓血立愈。

夺命汤　治喉风。

每服用皂角三寸，去黑皮并子，入甘草二寸，同打碎，用水一盏，煎至半盏，去滓，入蜜少许，再煎三五沸，放温服。连进二服，立效，且吃白粥一日。忌油、面、酒、鱼腥、炙煿、诸热毒物一月①日。

治急喉风，**三白散**。

南星一两，去粗皮，切　白矾一两，生用　白僵蚕一两，去丝、皮、头、足

上为细末，每服一字许，生姜自然汁调下，小儿半字服之。

治喉闭物鲠，不可进食，**含②香法**。

含乳香一块，良久其物自化，又面东丁字立，热水一碗，念"吴水流顺"七遍，便吃水，立下。

治骨鲠神效，**鹿屑散**。

刮鹿角屑少许，糁舌上咽津，立效。

治缠喉风二方

白矾，折取地龙汁，去地龙。

上以白矾为丸，吞之，痰出即愈。

又方

猪牙皂角　高良姜等分，微炮

上为末，用半钱，以管子吹入喉内，涎出立效。如无猪牙皂角，止用皂角不蛀者亦得。

---

① 月：《普济方》卷六十一"夺命汤"作"百"。
② 含：原作"仓"，据目录改。

治急喉塞闭三方

露地蜂窠烧灰

上用竹筒吹与喉内。或烧巴豆，闻烟立效。

又方

大黄　郁金　巴豆去皮不去油，别碾

上等分为末，每用一字，生姜汁调灌下。如不能吞下，即以鹅毛蘸药扫喉中，吐涎立愈。

又方

白僵蚕不以多少

上为细末，用白梅肉丸如梧桐子，化唾津，立愈。

夺命散　治喉风。

胆矾一两，别研　白僵蚕一两，为末　乌龙尾①一两，别研　天南星半两，为末

上和匀，每用一二字，以鸡翎湿，点药扫喉中，涎出，再点药入喉，涎化为黄水出，方用温水漱口。或用砂糖为丸，如鸡头大②，含化亦得。

一字散　治喉风。

白僵蚕二两　荆芥半两　紫河车三钱　薄荷三钱　五灵脂二分　甘草半两　干柏叶三钱

上为细末，每服一字，吹喉中。

治咽喉肿疼、口疮等疾，**黄芩汤**。

黄芩　荜拨

上各等分，为末，煎汤漱口，神效。

治咽喉肿痛，诸恶气结塞，宜服**五香散**。

---

① 　乌龙尾：古屋里的倒挂尘，亦称梁上尘、烟珠。
② 　如鸡头大：此4字原置于"含化亦得"后，据文义乙正。

沉香　木香　鸡舌香　熏陆香已上各一两　麝香三分，细研

上件药捣细，罗为散，入麝香，研令匀。每服三钱，水一中盏，煎至六分，不计时候，温服。

雄金丸　疗缠喉风，及急喉闭，率然①倒仆，失音不语，或牙关紧急，不省人事。

雄黄一分，飞　郁金二分，细末　巴豆去皮出油，二七粒，细研

上一处拌和，研令极匀，用醋煮面糊为丸，如绿豆大。每服三丸或五丸，加至七丸，热茶清吞下，吐出顽涎，立便苏省。未吐再服。如至死心头犹热，灌药不下，即以刀尺、铁匙斡开口灌之，但药下喉咙，无不活。吐泻些小无妨。

通气散　治喉闭。

取皂荚矾，入好米醋，常用酽醋亦通，二物固②研，咽之立差。如苦喉中偏一旁痛，即侧卧，就痛处含之勿咽。此法出于李薲，甚奇。皂荚矾，或云即绿矾也。

圣石散　治喉闭，喉咽气塞，喘息不通，须臾欲绝，神验。

络石草二两

水一升，煎取一盏，去滓，细吃，须臾即通。

宽咽救生散　治中风，急喉闭欲死者。

白僵蚕，火焙令黄色，捣为末，生姜自然汁调灌之，下喉立愈。

宣音汤　治喉闭，卒不语。

煮大豆汁含之，细细咽无妨。

备急全生散　治急喉闭，逡巡不救者。

皂荚去皮子，生，半两

---

① 率然：急遽貌。率，迅疾。
② 固：疑为"同"之误。

为末，每服少许，以箸头点肿处，更以醋调药末，厚傅项下，须臾便破，少血出，即愈。

即应散① 治缠喉风、喉闭，饮食不通欲死者。

返魂草根一茎，净洗，内入喉中，待取恶涎出，即差，神效。更以马牙硝，津咽之，即绝根本②。一名紫菀，又南中呼为液③牵牛是也。

妙安散 治喉闭，缠喉风。

巴豆两粒

纸紧角，可通得入鼻，用刀子切断两头壳子，将针穿作孔子，内鼻中，久即差。

殊验清中汤 治咽喉肿痛、口舌生疮，解伤寒头痛，凡肿毒之属，殊效。

升麻细剉，一两

水一升，煎烂，取浓汁服之，入口即吐毒气。

消壅祛毒散 治咽喉肿痛。

山豆根

寸截，口含，解咽喉肿痛极妙。若作末子，每用半钱，干掺舌上，细细咽津。

雪花散 治卒喉中生肉。

以绵裹箸头柱盐揩，日六七度易。

全真散 治咽喉卒肿，食饮不通。

黄柏

捣，傅肿上，冷复易之。用苦酒和末佳。

---

① 即应散：《普济方》卷六十一作"紫菀方"。

② 更以……根本：此 12 字《普济方》卷六十一作"如患乳蛾，刺破，更以紫菀浓煎汤咽下，更以马牙硝末，挑一钱入喉间，即愈"。

③ 液：《普济方》卷六十一无此字。

玉珍散　治悬痈垂长，咽中妨闷。

白矾一两，烧灰　盐花一两

二味细研为散，以箸头点药在上，差。

顺解汤　治喉中似物，吞吐不出，腹胀羸瘦。

白襄荷根，绞汁服，虫立出。

卷第六

治妇人诸疾

保生丸① 治妇人胎前产后一切等疾。

知母 细辛 石膏火煅 白姜火炮制 血竭细研 黄芩 绵黄芪洗，蜜水浸一宿，炙 肉桂去皮，不见火 没药研 川当归去芦，洗 贝母 生地黄净洗 防风去芦。已上各一分 甘草一分半，炙 糯米炒令微黄 黑豆微炒 大麻子瓦上炒。已上各三分 川椒去子，炒去汗 石斛净洗，剉，蜜水浸一宿。以上各半两

上件各为末，炼蜜为丸，捣多杵为妙，一两分为五丸。妇人胎前产后众疾常服，调气进食。在孕两三月可服，安胎益血，不生诸疾，孩子易生，一丸分作三服，温酒细嚼下。或月候不调，当归酒下。子难生，死腹中，横生倒产，衣不下，死绝不语，但看心头有气，暖煎枣汤化开，灌入口中即瘥。产后恶血攻刺，刺腹胁腰疼，炒豆淋酒下。增寒壮热，呕逆，半身不遂及晕，血崩，带下不止，狂言，饮食少味，日渐黄瘦，并酒下。忌生冷、毒物。

乌金散② 治妇人产十八种疾。宜预服，不生诸病。

没药半两，生 血余半两，男子者，烧灰 红花子一分，生 伏龙肝一分，研 当归半两，微炒 干柏叶一分，烂杵 赤龙鳞半两。鲤鱼鳞，烧灰存性 香墨一分，烧红，米醋淬 凌霄半两，生

上为末，每服二钱，热酒下，不拘时候。酒不宜多。

---

① 保生丸：据《普济方》卷三二八补。
② 乌金散：据《普济方》卷三四五补。

滋血汤

黄芪地黄丸①　治妇人血虚，肌瘦面黄，腹胀，饮食不进，血或崩漏，腰脚酸疼，脐腹疞痛，荣卫不足，浑身倦怠。此药活血驻颜，滋润皮肤。

黄芪一两，蜜炙　当归去芦，酒浸，洗，三两　川芎　熟干地黄酒浸，二两　鹅卵矾朱二两，火煅通赤，盆覆地上，出火毒

上为末，炼蜜丸如梧桐子大。每服三十丸，空心温酒、盐汤下。

心脾血气方

黄芩散

椒仁丸②　治经水断绝，后至四肢浮肿，小便不通。经曰：气行化为血，不通则复为水矣。宜服此。

椒仁　商陆　橘皮　桑皮各等分

上为末，面糊丸如梧桐子大。每服三十丸，米饮下，以通为度。

牡丹散

妇人脱阴方③　治妇人脱阴，白带下，无药可治，服之此药，立有应。

附子七钱，去皮、尖，生　黄狗头烧灰，四两　白矾一两，枯　绵灰半两　棕榈灰半两　脑麝少许

上为细末，醋糊为丸，如梧桐子大。每服二十丸，空心麝香醋汤吞下，一日三服。

艾煎丸④　治妇人产后血海虚弱，面无颜色，腹痛，身体

①　黄芪地黄丸：据《普济方》卷三二八补。
②　椒仁丸：据《普济方》卷三三四补。
③　妇人脱阴方：据《普济方》卷三三一补。
④　艾煎丸：据《普济方》卷三四五补。

倦怠。

　　艾叶去梗，一斤　干姜半斤　当归四两，洗　附子二个，炮，去皮、尖，切　白芍药半斤　熟干地黄四两，洗

　　上五味各切细，用米醋五升煮干，取出焙干为末，醋糊为丸，如梧桐子大。每服三五十丸，酒下，不吃米饮，食前，忌生冷物。又方，烧荔枝核灰，研和服。

内补丹

白术散

救生散

金弹丸

催生柞木汤

走马催生丹

鳖甲酒

催生方

独活汤

芸薹散

托里散① 　治乳痈极妙。

　　甘草一两，生　当归一两　天萝一个，炒。丝瓜是也　瓜蒌一个，炒紫色　皂角刺四十九个，炒

　　上件为细末，每服二钱，酒调下。

　　降香散② 　治血气攻刺如钻针所，刺痛不可忍，及一切败血成积，无药可疗者，服之即愈。

　　真降香一钱　没药一钱　麒麟竭一钱

　　上为末，每服一钱，磨真降香温酒下。

---

① 托里散：据《普济方》卷三二五补。
② 降香散：据《普济方》卷三二五补。

桂药散① 治产后如伤寒候，寒热不调，心惊头昏，体虚，四肢无力，饮食全不思，产中所犯并宜服。

没药一分，研　官桂半两　当归三分，生用

上为末，每服一大钱，炒葱白酒下，日三服。

红花子散

玄胡索散

神仙四倍丸

胎衣不下方

麝珀散② 治妇人诸虚不足，产前产后等疾，大效。

独茎川当归一两，去芦头并稍，洗，以好酒浸一宿，次日滤出控干，切作薄片子，火焙令干　紫团人参去芦头秤，八钱，切作片子，慢火焙干　琥珀四钱，别研极细末，候众药成末子，却入琥珀末，一处拌匀　柏子仁半两，拣去壳，如众药碾成末子，即将柏子仁一味入碾中，碾一二三百碾，却将众药末子又在碾内一处，又同碾一二百碾，抄出再用纱罗子隔筛，余者药碾，又罗筛　芎䓖一两，剉碎焙干　官桂削去粗皮，剉碎，不得见火，只于日晒干，三钱半，令碾作细末，却拌和入药尤妙　甘草一两，火上微炙透　熟地黄二两，须用酒漉匀，九蒸九晒　白术干好者，剉碎焙干秤，八钱　白茯苓一两，剉碎，微焙

上件为细末。每服三大钱，水一中盏半，煎至八分，去滓，乘热再入麝香少许搅匀，急以盏子盖定药，少时通口服，空心食前。如急要服便服，抄二平钱，泡麝香汤调下，酒浸服亦得。忌生冷、油腻、硬物。

---

① 桂药散：据《普济方》卷三五三补。

② 麝珀散：据《普济方》卷三二八补。

妇人血崩方

妙应方① 治妇人一切冷气，赤白带下。

吴茱萸 当归 艾叶 禹余粮火煅淬，为末，另

上等分，米醋煮数沸，焙干，仍用醋糊丸，如梧子大。每服五十丸，醋汤下。

败龟散

产后肠出方二方

无忧散② 治产后疟疾。

用萝卜子不以多少，炒

上一味为末，每服二钱，米饮调下，只一服立愈。

催生保安散

催生枳壳汤

催生二方

牡蛎散

人参威灵散③ 治产后瘀气，胃膈不快，噎闷不进饮食。

人参 茯苓 藿香叶 白芷 甘草炙 桔梗各一两 威灵仙一分，微炒

上件为末，每服一大盏，枣二枚，姜二片，水一盏，慢煎至八分，空心食前温服。

白薇丸④ 治妇人血脏气弱，四肢倦怠，不思饮食，气冷微疼，赤白带下，血崩，妇人一切诸病皆治。

白薇五两，净洗 地黄二两，洗，焙 牛膝酒浸一宿，焙 山茱萸焙 肉桂不见火 白术 诃子皮 石斛 附子炮熟，去皮、尖 黄连

---

① 妙应方：《普济方》卷三三一作"妙应丹"，据补。
② 无忧散：据《普济方》卷三五四补。
③ 人参威灵散：据《普济方》卷三四七补。
④ 白薇丸：据《普济方》卷三三一补。

干姜　肉豆蔻生　人参焙　荜拨焙　槟榔　茯苓焙　没药生, 研　麒麟竭生　大黄焙　肉苁蓉去皮、毛, 切, 焙　木香焙　薯蓣焙。已上各一两　当归一两, 酒浸一宿, 焙

上为末, 炼蜜为丸, 如梧桐子大。每服二十丸, 空心、日午盐酒下, 盐汤亦得。

阿胶散①　治胎动不安。

阿胶捣碎, 炒令燥　甘草炙。各半两　当归三钱, 洗、切、焙　芎䓖一两

为细末。每服三钱, 水一大盏, 煎七分, 去滓温服, 空心食前。

佛手散

没药散

红花酒

抵圣丹

治小儿惊风

保寿膏②　治小儿心神不安, 多惊夜啼, 常服镇心截风。

独活二钱　人参二钱　羌活一分　藿香叶半两　全蝎一分, 去毒　防风一分　天麻一分　川芎二钱　朱砂二钱, 别研

上为末, 入朱砂和匀, 炼蜜丸皂子大。每服一粒, 金银薄荷汤化下, 更自量儿大小增减。

蝎梢饼子③　治小儿急慢惊风, 热极生风。

全蜈蚣一条, 赤脚者　蝎梢半两　麝香三钱, 别研　白花蛇肉半

---

① 阿胶散: 据《普济方》卷三四二补。
② 保寿膏: 据《永乐大典》卷九七六补。
③ 蝎梢饼子: 据《永乐大典》卷九七六补。

两，酒浸，去皮、骨，净秤　乳香半两，别研　朱砂半两，别研　天南星半两，煨熟　白僵蚕半两，生用

上为细末，入三味和匀，酒糊为丸，捏作饼如此○大。每服一饼子，煎人参或薄荷或金银汤化下，不计时候。此药神效。

保童丸① 治小儿惊风，诸痫。

天南星一个，重一两，为末，用薄荷捣汁作饼子，阴干　远志一两，去心　全蝎一钱　天麻三钱半　石莲心一钱　甘草二钱，生用　茯神一钱　朱砂一钱　麝香半钱

上件为末，入猪心内血七个，研在众药内，以山药打糊为丸，如鸡头大，朱砂、麝香为衣。每服一粒，金银薄荷汤化下。

全蝎散② 治小儿惊风。

全蝎七个，用生薄荷、麻黄不拘多少，外以线缠缚定，再用半夏末少许，生姜自然汁同浸少时，向火上炙，如干，又入姜汁内浸，再炙，以姜汁尽为度，焙干为末，却入后药　附子尖三个　麝香一字　真脑子一字

上为细末，同前药拌匀。煎金银薄荷汤调服，小儿半钱，量岁数、虚实增减服之。

银白散③ 治小儿惊风。

白术一两，细剉，以一合绿豆炒香，去豆　干山药一两　白附子半钱，文武火上炮令黄，地上去火毒　人参一两　直僵蚕一分，洗去灰，微炒，勿令焦　白茯苓一两半　木香一分，湿纸裹煨　黄芪一两　白扁豆一两，微炒黄　川升麻一分，洗过，生焙干　糯粟米半两，炒黄　天麻半两，剉如棋子大，面炒黄　甘草一分，剉，炒令焦　藿香半两，去土，生用

① 保童丸：据《永乐大典》卷九七六补。
② 全蝎散：据《永乐大典》卷九七六补。
③ 银白散：据《永乐大典》卷九七六补。

上为末，以好瓷罐盛，遇有患，依汤使用之。常服，米饮调下，小儿半钱，岁数以上加减用。慢惊抽搐，用麝香饭饮调下，日进六服。急惊定后，用陈米饮调下。惊吐不止，陈米饮调下。天柱倒，行步脚软，浓米饮下。夹惊伤寒发搐者，薄荷葱白汤调下。疳气腹急多渴者，百合汤调下。赤白痢不思乳食者，生姜三片，枣五个，陈米一合，煎饮调下。吃食不知饥饱，不长肌肉，麦糵一把（炒），姜汤调下。暴泻，紫苏木瓜汤调下。形神脱，语言不正，及大人吐泻，藿香汤下二钱。

六神丹① 治小儿急慢惊风，涎潮气壅。安神养魄，去风邪，定嗽喘，利膈。

白僵蚕直者，一钱，浴净，姜汁浸，微炒 辰砂一钱，研 蜈蚣大者一条，去头足，刮去腹中物，酒浸炙香 蝎梢一钱，去尖 半夏陈者，一钱，刮去滑，沸汤洗七次 真麝香一字 甘草一钱，炙 人参一钱，去芦，洗，切，焙 藿香叶一钱，去尘土

上为末，炼蜜为丸，如鸡子头大。周岁儿每服一丸，薄荷汤化下。二三周及一周者，以意加减。

保生丹

防附汤② 治小儿惊风，及一切头风。

防风一分 僵蚕一分，炮 白附子一分，炮 荆芥一分 川芎一分 雄黄一钱 全蝎七个，瓦上焙干 朱砂一钱 麝香少许

上为细末，每服半钱，用茶清调下。小儿惊风，用冬瓜子汤下，一日两服。

育婴丸③ 治小儿惊风。

---

① 六神丹：据《普济方》卷三七五补。丹，目录作"散"，据《普济方》卷三七五及该方剂型改。
② 防附汤：据《永乐大典》卷九七六补。
③ 育婴丸：据《永乐大典》卷九七六补。

京墨末，不以多少，入鸡冠血拌和为丸，如绿豆大。用生姜薄荷汤吞下，每服二三丸，不计时候。

牛黄保胜丸① 治小儿惊痫众疾。身热急惊不可服。

天麻一两，明亮者 白附子一两，米泔浸一宿 丁香一分 南木香半两 牛黄半两 黄芪一两 地榆半两，洗净 麝香一两 犀角末一分 大附子一两，生姜半两，不蛀枣子二个，水一大碗，慢火用煎附子，水尽去皮，切

上件为末，炼蜜为丸，如梧桐子大。每服一粒，用薄荷汤化下。

蜈蚣蝎梢散② 治小儿惊风。

蜈蚣一条，炙，去头、足 全蝎七个 朱砂一字 麝香一字

上为末，每服半钱，薄荷汤调下。

乌蛇散③ 治小儿惊痫并急慢。

乌蛇三寸，炙，去皮、骨 鼠粪新者，五十粒 皂角一锭，不蛀者

上用新瓦上煅存性，入麝香少许，为末。金银汤调服少许。

睡红散④ 治小儿一切风痫，急惊潮搐，上视涎盛，并宜服。如吐泻后成惊，手足冷者不可服。

乌蛇项下七寸，用酒浸一宿，去皮、骨，炙黄色，一钱 青黛二钱 蝎梢一十个，炒 牛黄半钱 麝香一字 硼砂半钱 水银砂子半钱 金箔十片 乌蛇尾酒浸一宿，去皮、骨，炙黄色，用一分 真珠末半钱 蛇黄火内烧全红，醋淬，如此三度

上件牛黄、麝香、硼砂、金箔先研极匀，次入水银砂子再研，将余药捣罗为末，作一处研匀。每服小儿三岁半钱，以意加减，

① 牛黄胜保丸：据《永乐大典》卷九七六补。
② 蜈蚣蝎梢散：据《永乐大典》卷九七六补。
③ 乌蛇散：据《永乐大典》卷九七六补。
④ 睡红散：据《永乐大典》卷九七六补。

金银薄荷汤下。如一服搐定，即便用调胃气药服之。

天竺黄丸① 治小儿惊风。

天竺黄二钱 蛇肉一分，酒浸，拆肉。如有花蛇更妙 全蝎一分，略炒 金箔十片 人参一分 铁粉一分 朱砂二钱 牛黄一钱，最要真正者 蜈蚣二条，赤足者，略炙 脑子半字 麝香一字 天麻一分

上为末，用酒煮天麻糊为丸，如萝卜子大。临卧用薄荷汤下，或十粒或十五粒，神效。如涎盛不能吞丸子，即用薄荷汤化开服之。

蝉蜕饮② 治小儿吐利后，脏虚慢惊，手足时发瘛疭③，多睡，眼上视，乳食不进。

钓藤钩子三分 川芎 白僵蚕去嘴，炒 蝉蜕去足，各半两 蛇皮炙 甘草炙，各一分 蜣螂五枚，炙，去头、翅、足 附子炮，去皮、尖

上为末，每服二钱，水一盏，煎至六分，去滓，温分三服。急惊有热证，去附子不用。

定生丹④ 治小儿急慢惊风天吊，脐风撮口搐搦，奶痫壮热。

蝎尾十四个，炒 天麻一分半 天南星炮，末 腻粉各一分半 青黛一分半 朱砂研 白附子炮，各半分 麝香二字

上再研匀，用烂粟米饭为丸，如绿豆大。薄荷汤化下一丸。急惊者，水化滴入鼻中，嚏即搐定。

保生汤⑤ 治小儿急慢惊风，手足搐搦，日数十发，摇头弄舌，百治不效，垂困。

① 天竺黄丸：据《永乐大典》卷九七六补。
② 蝉蜕饮：据《永乐大典》卷九七六补。
③ 瘛疭（chìzòng 赤纵）：手足不由自主地时缩时伸、抽动不止的表现。
④ 定生丹：据《永乐大典》卷九七六补。
⑤ 保生汤：据《永乐大典》卷九七六补。

蛇蜕皮一分　牛黄一分，研

上以水一盏，先煎蛇皮至五分，去滓，调牛黄顿服，五岁以上倍服。

说急惊风候

一捻金

朱砂膏[①]　治急慢惊形候，一般皆活。

朱砂一钱　蜗牛五个　轻粉一钱

上一处为末，炼蜜为膏。每服周岁一黑豆大，生薄荷汁调下，日三服，与斋半散相间，或间惺惺散亦得。不退，服羌活膏与斋半散。蜗牛连壳用，先用瓦糁黄丹，将蜗牛在上，连瓦将在火上焙干。

斋半散[②]　治惊风，涎潮搐搦。大人亦可服，去涎去风。

半夏二两　厚朴二两

上二味，用浆水一斗，煮一伏时，去厚朴，只用半夏，为细末，入真生脑子少许和药。周岁半钱，腊茶清调下，日二服，久服不妨。不是风候，不入脑。

羌活膏[③]　治惊。

羌活一钱　五灵脂一钱　荆芥穗末一钱　青黛一钱　蝉壳一钱　龙脑薄荷一钱　白僵蚕一钱　茯苓一钱　轻粉半钱　天南星半钱，灰炒赤色

上一处为末，炼蜜为膏。每周岁一杨梅核大，薄荷汤化下，日三服，与牛黄散相间服。

牛黄散[④]　治惊风搐搦，心经伏涎，不作声闷绝，身体强直。

雄黄一钱，研极细　地龙半钱，布裹捶去土，新瓦上焙干

---

① 朱砂膏：据《普济方》卷三七五补。
② 斋半散：据《永乐大典》卷九七六补。
③ 羌活膏：据《永乐大典》卷九七六补。
④ 牛黄散：据《永乐大典》卷九七六补。

上二味，一处为末，每服周岁半钱已下，薄荷酒调下。服一捻金再作，可进此药，日二服，不可多服。要快，用赤地龙一条，和酒研如糊。

说慢惊风候[①]

或因久吐泻不止，或累月咳嗽不止，或大重病后脾胃虚损，或胎中有惊，频下青沫粪，或疳证候，脏腑虚损，并成慢惊。睡卧不静，卧露白睛，手足微动，频多呵欠，乳奶时吐，囟颅或肿或陷，频多惊跳，好睡乳哕[②]，或作潮热，已上并是慢惊。不可服冷毒药吐泻，只宜惺惺散、人参膏、睡红散。大段有虚涎，量服牛黄膏少许。或进或退，并是阴证候。大凡小儿不可令吐，吐便有惊风欲发之意也，宜急治惊止吐，醒脾调胃。如发搐搦，上视撮口，摇头上窜，如角弓反张，或四肢软弱，弄色或青或黄、黑、白，弄舌吐出，鼻无涕，鱼口鸦声，胆胀，并不服阳证药。慢惊六。内载青州白丸子、苏合香丸、金液丹。市铺有青金丹，即白丸子、金液丹合和用。

惺惺散[③]

醒脾主胃气，退惊涎潮热。并伤风咳嗽，或伤物吐逆多困，及惊风曾经吐利再发者。

天南星一两，半两生，半两用灰炒黄赤　冬瓜子半两，或与天南星等分亦得　人参半两

上三味，一处为末。周岁每药一大钱，水一大盏，生姜两片，枣一个，同煎，只存二分许，却分作三次与服，看儿大小加减，食前服之。

牛黄膏[④]

常服镇心化惊涎。

---

① 说慢惊风候：据《永乐大典》卷九七六补。
② 哕（ái 挨）：吸饮。
③ 惺惺散：据《永乐大典》卷九七六补。
④ 牛黄膏：据《永乐大典》卷九七六补。

郁金一钱　天南星一钱　粉霜一钱　巴豆七粒，连壳

上四味，一处为末，面糊丸如芥子大。每服周岁四粒，薄荷汤下，日二服，食后、临卧服。凡小儿惊涎，未可与巴豆、粉霜等药，恐虚却脾转不好治，且宜服惺惺散，涎积不退，却进此药。

生犀丸①　治惊积潮热，及五心积热，及惊吐，或伤乳食，眠睡不静。常服镇心安神。

五灵脂一两　猪牙皂角一两，灰炒黄色　芫花一两，醋浸，炒焦

上三味，一处为末，次用巴豆六十粒，连壳碾如膏，用小钱挑药四十钱，入巴豆内，一处再碾万百碾，令极匀，用醋糊为丸，如粟米大。周岁四粒，食后、临卧薄荷汤下，日二服。惊吐，丁香汤下，或淡醋汤下；咳嗽，皂角子煨软，捶，泡汤下；白痢，甘草姜汤下；潮热，薄荷磨刀水下，惊热，亦用此汤下；磨积及癖块，温水下。

朱麝丹②　治小儿急慢惊风。

朱砂一钱　全蝎一钱　蜈蚣一条，全者　麝香当门子半钱

上为末，枣肉为丸，捏如钱眼大。每服半饼或一饼，麝香酒化下。寻常小儿惊风，只研麝香当门子一味，用薄荷汤调下，只一二服，亦效。

薄荷散

治小儿诸疾

加减四神汤

大人参散

长寿散

---

①　生犀丸：据《普济方》卷三七四补。
②　朱麝丹：据《永乐大典》卷九七六补。

使君子丸

交泰丸① 治小儿因惊，饮食失节，致阴阳不和，脏腑生病，中满气急，噎塞不通，饮食下咽，即成呕吐，服之立效验。

水银　生硫黄各等分

上同研，不见水银为度，蒸肉为丸，如粟米大。每服一岁儿七丸，温米汤饮下。

脾胃虚弱方

圣蚕丸② 治小儿胃虚生风，壮热，精神恍惚，痰涎壅塞，目睛上视，睡卧不安，头痛颊赤，多惊恐，肢体倦，不思乳食。

白僵蚕微炒　防风去芦　天南星浆水煮五七沸　半夏先洗净，用浆水煮五七沸　白附子浆水煮五七沸　人参各一两　藿香半两，去尘土

上为细末，用面打薄糊为丸，如麻子大。周岁儿每服五七丸，用生姜薄荷汤下，不拘时候，两三岁儿可服十五丸，余当以意加减。

没石子丸

和胃膏

半参丸

助胃膏

皂角丸

肥儿丸

霍乱吐泻方

吐乳方

盗汗方

团参丸

---

① 交泰丸：据《普济方》卷四〇〇补。
② 圣蚕丸：据《永乐大典》卷九七六补。

紫茸散

猪血脑子汤

疮消瘢法

鳖头丸

龙角散

封脐散① 治小儿口疮。

细辛不拘多少，为末，以醋调，涂脐上。

香矾散

生肌散

竹蠹散

鱼肚散② 治小儿痦疮。

密陀僧一两 黄丹一两，飞

上件为末，用活鲫鱼一个，破出腹肚，净洗，入药在鱼肚内，用湿纸裹定，黄泥固济了，慢火内烧一日，取出去土，研令细。每少许，先用米泔水洗疮口，干，贴。

通神接骨丹③ 治小儿攧扑伤折筋骨，通神。

大矾六个 腊月猪脂去膜净，熬过，四两 黄蜡熬，净秤 蜜陀僧别研秤 自然铜如荔枝皮者，细研秤 黄丹细研秤。四味各二两 血竭别研秤 没药别研秤 滴乳香别研细秤。各半两

上研各制精细，先将猪脂再熬成汁，次下蜡搅匀，次下蜜陀僧及大矾等六味，皆逐旋下，只留乳香末下。用微火，不得住手搅。火才猛，即药无力矣。将欲成膏，取下一茶少顷，候药不至大热，投乳香搅匀，众手乘温热急丸如弹子大，以新瓷罐子收之，

① 封脐散：据《普济方》卷三六五引《卫生家宝》"封脐丹"补。
② 鱼肚散：据《普济方》卷三八一补。
③ 通神接骨丹：据《普济方》卷四〇一补。

须厚盖扎之。每一大丸治两人，大人可治一人，或作小丸，乳香酒下，空心服。但不可多吃，恐生骨耳。

至圣散

疮疹脓烂方

金粟丸① 治小儿诸疳壮热，肥儿神效。

黄连去须 黄柏去粗皮 甘草炙，剉 青橘皮去白，烧干，等分

上四味，捣罗末，研麝香少许，和匀，獖猪胆内用麻系定，于石器内浆煮五七沸，取出，当风挂一宿，去胆皮，研熟，丸如绿豆大。每服五七丸，米饮下，渐加至十丸。一方，加麝香一分，猪胆内煮。

治杂病

① 金粟丸：据《普济方》卷三八〇补。又名"黄连丸""金瓜丸"。

蛇伤石中黄散

蛇伤毒肿痛方

中河肫所伤

蜈蚣咬伤

治百虫所伤①

雄黄一两　白矾飞过　硇砂一分　麝香一钱　露房蜂窠一分，烧灰存性　土蜂窠半两，生，研　乌梅肉半两，焙干

上一处研极细，先用针挑开疮口，用醋并药少许擦之，次用醋打面糊，摊纸花子盖之。病小一服，病大日一换。

蝎螫

虎伤

犬伤

蝉花散②　夏月犬伤，及诸般损伤，蛆虫极盛，臭恶不可近之者。

蛇退皮一两，火烧存性，研为末　蝉壳半两　青黛半两　华阴细辛三钱半

上为细末，每服三钱，酒调下。如六畜损伤成疮，用酒灌，如犬伤，用酸浆子和吃。蛆皆化为水，蝇子不敢再落。又以生寒水石末掺上。

定风散③　治疯狗咬破。先口噙浆水洗净，用绵揾干贴药，更不再发。

天南星生　防风各等分

---

① 治百虫所伤：据《普济方》卷三〇六补。

② 蝉花散：此方底本目录及正文皆无，据《普济方》卷三〇六引《卫生家宝》"蝉花散"主治补。

③ 定风散：此方底本目录及正文皆无，据《普济方》卷三〇六引《卫生家宝》"定风散"主治补。

上为细末，干上药，更不再发，无脓，大有神效，不可具述。凡恶犬伤人咬破，多或一二年、三年至七八年，咬破处或时疼痛，或先发增寒，甚至恶风，遍身搐搦，数日不食，十死八九。余亲见者数十人服此药，但凡咬破者，无有不愈。

猫儿伤

蜂螫

马咬

蠷螋咬

鼠咬

蜘蛛咬

沙虱咬

蚯蚓咬

百虫入耳

辟蜈蚣辟虱蝎蚊虫方① 使闻之不敢近。

雄黄五分　砒五分　柏子　青楝子各一升　菖蒲四两

上为细末，次入雄黄、砒，同研匀。每用三钱，以纸裹药，灯上点，于房中薰。

① 辟蜈蚣辟虱蝎蚊虫方：据《普济方》卷三〇六补。

附　卫生家宝汤方卷上

御爱汤　安神宁志，降气快膈，温脾暖胃。

朱砂一分，别研　檀香一分，细剉，不见火　麝香多少在人，所入以多为佳，别研　盐六两　白豆蔻半两，去壳，剉　粉草二两，剉　缩砂半两，去壳，剉

上先将盐拌和粉草，入水二盏煮，不住手搅，令干，焙燥，入豆蔻、缩砂、檀香研为末，别研麝香、朱砂，拌和匀，同收入磁瓶盛贮。每服一钱，沸汤点服。

御爱仙黍汤　健脾胃，进饮食，肥肌肉，悦颜色，大能快气调中。

大小麦各一升，水湿，弄取仁，慢火炒干不得焦。用生姜一斤，切作片子，同二麦一处令匀细，捻作饼子，焙干　缩砂仁四两，剉　甘草二两，炙，剉

上为末，每服二钱，入盐，沸汤点服，空心，或不拘时候。

御镣子汤　清气爽神。

人参十两，去芦，切片　木香一两，剉，不见火　脑子二钱，别研

上为末，每服一钱，沸汤点服。

造化汤　止渴生津液。

乌梅一斤，好者捶碎　甘草一斤，剉　盐一斤

上用新瓶紧按封，挂当风处，伏中造，寒露节开，梅核皆化，焙为末。每用一钱，沸汤点服。

调鼎汤　生津液，止烦渴，润肺经，止咳逆。

五味子二斤，生者；干者用二两，拣净　生姜一斤

上二件，同捣为粗末，入蜜四两，同蒸九遍，滤去滓，入瓷器中得。每服一匙，沸汤点服。入生木瓜四两，亦佳。

中书汤　治气不升降，中寒呕逆，痰哕恶心，不思饮食。

甘草二两，生作片子，与盐同一处炒过　苍术十五两半，泔水浸渗①日，净洗，去粗皮，剉成小块，焙干，后用麸炒令深黄色，拣秤用，半斤

上为末，用油二两，炼焦熟，拌和药末。每服一钱，沸汤点服。

侍中汤　快中，止吐呕。

白豆蔻仁半两，剉　丁子香②半两，生，二味不见火　缩砂仁四两，剉　甘草二两，剉碎　盐二两

上三味，银器内慢火炒微黄，乘热入豆蔻、丁香拌匀，入瓷器合中，湿纸搭缝，候冷，为末。每服一钱，沸汤点服。

近侍汤　快膈消酒，温胃散寒，止呕进食③。

作拾裹，火炮约一饷时，香熟取出，拍碎，再焙干，碾罗为末。每服一钱，沸汤点服，不拘时服。

富贵汤

长生汤

眉寿汤

养气汤　调中养气，消食止呕。

香附子四两，杵去毛　天台乌药半两　甘草一两半，炙，剉　缩砂二两，取仁，剉开略炒

上为末，每服二钱，姜二片，入盐，沸汤点服。

暖气汤　治五噎八痞，一切气疾，常服除寒邪，暖胃气。

丁香一两半　檀香一两半，剉，二味不见火　干姜二两，炮，剉舶上丁香皮一两，剉　木香一两，剉，不见火　甘草二两，炙，剉　胡

---

① 渗：疑为"三"字之误。

② 香：原脱，据文义补。

③ 止呕进食：此后阙"近侍汤"的组成、用法，以及富贵汤、长生汤、眉寿汤三方。

椒二钱半　盐二两半，炒

　　上件捣碎，用慢火熁令香，入瓷器内密封盖覆，候冷碾罗作末，以瓷器盛贮药，勿令泄气味。每服半钱至一钱，用沸汤点服，不拘时候。

　　匀气汤　治气不升降，中满停饮，恶心吐逆。

　　丁香一两　檀香一两　丁皮一两，三味到，不见火　甘草二两，炙，到　胡椒一两半　盐二两半。一法旋入盐，点

　　上同捣碎，用慢火熁令香熟，乘热入瓷器内，密封盖覆，候经宿，碾罗作末，用砂盒子紧密盛贮，无令泄气味。每服一钱，沸汤点服。

　　生气汤　治气不升降，胀满恶心，中酒吐呕。

　　丁香三钱　白檀香半两，二味到，不见火　干姜半两，炮，到　人参一分，去芦，切片　白芷一分，去苗，到　胡椒一钱　丁香皮半两　甘草一两半，炙，到

　　上为末，每服半钱，沸汤点服。

　　升气汤　升降阴阳，安神补中。

　　香附子一斤，去皮、毛　茯神四两，去皮，不到　甘草二两，炙，到

　　上为末，每服一钱，入盐，沸汤点服。

　　顺气汤　治一切气逆，胸膈不快。

　　香附子一两，杵去皮、毛　真紫苏子一两，炒　缩砂仁一两，到　草果子二个，煨，去皮，炒

　　上为末，每服一钱，入盐，沸汤点服。

　　调气汤　降气温中，去寒止呕。

　　香附子八两，大者，炒，捣去毛，用清水浸一宿，取出切细，再用白米泔浸三日宿，取出，再用水洗过，又用生姜八两，同捣细，罨一宿，焙干　甘草三两，大者，到细，微炒　缩砂仁二两，到，炒

　　上碾罗为末，每服二钱，沸汤点服。

降气汤 治阴阳不分，三脘痞满，噎塞不通，胸背刺痛，呕哕吐逆。

香附子六两，炒，杵去毛　乌药三钱，天台者，剉去毛　枳壳一钱半，去穰，剉，麸炒　缩砂仁三两，剉，炒　甘草一两半，一半生，一半熟

上为末，每服一钱，入盐，沸汤点服。

导气汤 治心胸痞满，行化滞气。

香附子四两，炒，杵去皮秤　姜黄二两，剉，微炒　甘草一两半，炙，剉

上为末，每服一钱，入盐，沸汤点服。

破气汤 治一切冷气攻刺，腹膈胀满，肠鸣作痛，噫气吞酸，呕逆恶心，胸膈噎塞，饮食减少。

高良姜一两二钱，剉，以油少许炒　荜澄茄一两二钱，焙　舶上丁香皮一两八钱，剉，略焙　姜黄一两二钱，片子者，刷净，剉　茴香二两四钱，拣净，微炒　陈橘皮二两四钱，不去白，剉　青橘皮二两四钱，不去白，剉　甘草一斤半，剉，炒　桂心三两二钱，去皮，不见火　杏仁三两二钱，汤泡，去皮、尖，麸炒　木香一两二钱，剉　盐二斤一十两

上为末，每①服一钱，沸汤点服，食前。

快气汤 快中脘，匀气道。

缩砂仁一两，剉　甘草一两，炙，剉　槟榔两个，剉　木香一两，剉研，怀干　干姜一两，生用，剉

上为末，每服一钱，入盐，沸汤点服。

和气汤 快中气，进饮食。

肉豆蔻一两，面剂裹煨香，去面，剉　神曲三两，剉，炒　甘草二两，剉，炒　生姜一斤，切片子，焙干　麦蘖二两，炒　陈皮一两，去白，剉

---

① 每：原作"再"，据文义及《太平惠民和剂局方》卷十"破气汤"改。

卫生家宝方

二二八

上为末，每服二钱，入盐，沸汤点服。

平气汤 温脾暖胃，宽膈进食。

木香切，□干 草果面裹炮□，去皮取仁 厚朴削去皮，姜汁制一宿，略干 陈皮先到，焙 麦蘖炒 甘草到 神曲到，炒

上件等分为末，每服一钱，入盐，用沸汤点服。

养脾汤 治中寒呕哕，脾胃不和。

缩砂仁一两，到 干姜一两，炮，到 桂花半两，不见火 甘草一两半，炙，到 陈皮半两，去白，到 盐三两，炒 厚朴半两，去皮，用姜汁制一宿，日中晒干

上为末，每服一钱，沸汤点服。

宽脾汤 治脾经积冷，胃气不温，呕逆寒痰，膈脘虚痞，及山岚瘴气，酒食易伤。

肉桂一两，去粗皮，不见火，到 甘草一两半，到，炒 厚朴一两，削去皮，姜制，炒紫黑色 苍术一两，用米泔浸一宿，□□去粗皮，□□□□□ 高良姜一两，到碎，油少许同炒 陈皮一两，不去穰，炒紫色 青皮一两，不去穰，炒紫黑色

上为末，每服一钱，入盐，沸汤点服。

快脾汤 和胃快脾，化痰进食。

草豆蔻四两，去皮，到 干生姜一斤，到 缩砂仁四两，到 甘草二两，炙，到

上为末，每服二钱，入盐，沸汤点服。

磨脾汤 治冷物过伤，脾不磨消，中满气粗，心腹作痛。

神曲炒 缩砂仁到，炒 益智仁到 草果仁到 麦蘖炒 干姜炒，到 高良姜到，油炒。已上各半两 荆三棱炮，到 蓬莪术炮，到 陈皮去穰 甘草炙，到。已上各一两

上为末，每服二钱，入盐，沸汤点服。

温脾汤 治脾胃久虚，服温药不得者。

人参三两，去芦，切片　白术七两，去芦，剉

上焙，碾为末，每服二钱，沸汤点服。

抓脾汤　燥脾暖胃，散逐温寒，大进饮食。

舶上茴香三两，炒香　甘草二两，□□，剉，炒　高良姜半两，去
须，薄切，以□油少许，炒赤色

上为末，每服二钱，入盐，沸汤点服。

平胃汤　治胃气不和，脾经积冷，呕哕恶心，腹胁满痛。

厚朴去皮，剉碎，用生姜四两切，捣细，制厚力①，一两　苍术米泔
浸两宿，切碎，北枣四两，和焙，同苍术捣碎，□一两　陈皮去穰，切，甘
草二两，捣碎，用水洒，同罗。已上各四两

上焙干，碾为末，每服一大钱，入盐，沸汤点服。

暖胃汤　燥脾暖胃，消痰饮，逐寒痰。

人参半两，去芦，切片　白茯苓一两，剉　白术三两半，剉，焙
桂半两，不见火，剉　甘草三两，炙，剉　干生姜一斤，剉　半夏曲二
两，剉　草果子一两，去皮，剉，炒　缩砂仁一两半，剉　干葛一两，宜
州者，剉，炒

上为末，每服一钱，入盐，沸汤点服。

养中汤　治一切冷气，心腹□满，胸膈痞滞，哕逆呕吐，泄
泻虚滑，水谷不消，困倦少力，不思饮食。

肉豆蔻二两，用面裹之煨，剉　白面一斤半，炒　丁香枝杖一两七
钱半，不见火，剉　甘草二两半，剉，爁　盐三两二钱半，炒

上为末，每服一钱，沸汤点服。

滋中汤　治脾经有冷，中满气短，常多呕哕。

高良姜半斤，净洗，剉，炒　甘草三两，多剉　杏仁汤浸，去皮、
尖，炒，别研如膏，用纹□燃去油　盐四两，炒

---

① 力：疑为"朴"之误。

上为末，入炒盐和匀，每服二钱，沸汤点服。

安中汤 治脾经受湿，浸渍不散，中满气痞，减食嗜卧，纵然强食，食已即转阔泄腹痛，或洒淅作寒，翕翕发热，并宜服之。

草果—两，去皮，剉　生姜半斤，切作片子，焙　橘皮二两，去穰　甘草一两，用盐水日过矣　小麦蘖四两

上焙干，碾为末，每服一钱，入盐，用沸汤点服。

除中汤 除脾胃湿寒，疗呕哕吐利，止腹胁胀，疗消膈脘痰饮。

吴白芷四两，去苗，切　丁皮四两，剉，焙　胡椒七钱半，略炒　甘草八两，剉，炒　生姜三两，切片子，炒，焙干　盐八两，炒

上为末，服一钱，沸汤点服。

加参补心汤 治心气不足，恍惚多悸。

人参三两，去芦头，切片子　桔梗三两，去芦，洗剉，焙　甘草一两

上为末，每服二钱，沸汤点服。

人参顺气汤 升降阴阳，调顺荣卫。

人参—两半，去芦，切片　白茯苓三两，去黑皮，剉　白术五两，切，焙　甘草一两八钱，炙，剉　青橘皮一两半，米泔浸一宿，□去□□□　陈橘皮一两半，去穰，焙

上件为末，每服一钱或二钱，沸汤点服。

加减理中汤 治中焦不和，脾胃宿冷，心腹刺痛，呕逆自利。

人参半两，去芦头，切　白茯苓一两，剉　白术一两半，剉，焙　甘草半两，炙　川姜一两，炮，剉

上为末，每服二钱，入盐，沸汤点服。

沉香降气汤 治阴阳壅滞，气不升降，胸膈痞塞，心腹胀满，喘促短气，干哕烦满，咳嗽痰涎，口中无味，嗜卧减食。又治胃痹留饮，噫醋吞酸，胁下支结，常觉烦闷，及中寒咳逆，脾湿洞泄，两胁虚鸣，脐下撮痛，皆能治之。患脚气人，毒气上冲，心

腹坚满，肢体浮肿者，尤宜服之。常服开胃治痰，散滞思食。

沉香一钱二分，剉，研□讫　缩砂仁三钱，剉　香附子二两半，炒，杵去毛　甘草七钱半，剉，爁

上为末，每服一钱，入盐，沸汤点服。

沉香四磨汤　治冷气攻冲，心腹疞痛，脾胃素弱，食饮易伤，呕逆冷疼，精神不清。

沉香　木香　槟榔　乌药

上用水八分盏，分作四处，以乳钵内逐一件药徐徐磨①之，磨得水浓为度，然后四者合而为一，再用慢火煎至六分已上，通口服之。

沉香荜澄茄汤　治气滞不匀，久积寒冷，心腹引痛。又疗腰腿沉重，寒湿作痛。

沉香半两，剉研　南木香四钱，剉研　丁香四钱，剉　檀香四钱，剉，四味不见火　荜澄茄半两，剉，焙　姜黄半两，片子者，剉　陈皮三钱，去白　青皮三钱，去白　甘草一两，炙，剉　藿香四钱，去土取叶，晒干　白豆蔻仁半两，不见火，剉　缩砂仁三钱，剉　人参半两，去芦头，切片　天台乌药半两，剉

上为末，每服二钱，入盐，沸汤点服。

香甲汤　温脾去积滞，化痰除劳倦。

鳖甲一两，酒渍一宿，生酥炙黄色，剉　甘草半两，炙，剉　神曲一两，剉，入盐少许炒　麦蘖一两，入盐少许炒　缩砂仁一两，剉　荆三棱一两，炮熟，乘熟剉

上为末，每服一钱，沸汤点服。

沉香汤　温中快肠，进饮食，除呕逆。

沉香半两，剉研，阴干　麝香半字，别研　木香三分，剉研，□□

---

①　磨：原脱，据文义及《观聚方要补》卷三补。

二三二

檀香三分，不见火，剉　缩砂仁六钱半，剉　甘草半两，炙，剉　白豆蔻仁三两，剉不碎，炒

上为末，入麝香研匀，每服一钱，入盐，沸汤点服。

沉檀汤　和胃气，辟寒邪。

沉香四两，剉　檀香四两，剉，不见火　木香二两，剉，不见火　人参三两，去芦，切片　茯苓二两，去黑皮，剉　甘草二两，炙，剉　干姜二两，炮裂，剉

上为末，每服一钱，入盐，沸汤点服。

脑麝汤　调中顺气，除邪养正。

沉香二两，剉细□　麝香半钱，别研　生龙脑一钱，别研　木香一两，□干，剉碎　白豆蔻仁一两，剉，不得炒　甘草一两，炙，剉

上为末，入研者脑子、麝香二味，一处拌匀。每服半钱，沸汤点服。或入生姜一片，盐少许，点亦得。酒食后，服之大妙。

品香汤　治气逆不顺，脾胃挟冷，中满呕逆。

沉香　丁香　人参去芦，切片　藿香去枝梗并土，晒干　缩砂仁去壳　白豆蔻仁六味剉，并不见火　甘草炙，剉。已上各半两

上为末，每服一钱，沸汤点服。

檀香汤　理气温中，止呕消酒。

檀香二两，剉，不见火　甘草一两，剉，炒　缩砂仁二两，用盐半两，炒令赤色，放冷，为末

上为末，每服一钱，沸汤点服。

乌沉汤　和气除冷，调中补五脏，益精壮阳道，暖腰膝，去邪气。治吐泻转筋，痃癖疼痛，风水毒肿，冷风麻痹；又主中恶腹痛，蛊毒，痊忤鬼气，宿食不消，天行瘴疫，膀胱、肾间冷气攻冲，背膂俯仰不能，及妇人血气攻击，心腹撮痛，并宜服之。

沉香一两二钱半，剉，怀干　天台乌药二两半，剉去①　人参八分，去芦，切片　甘草一两二分，剉，炒

上为末，每服一钱，入生姜三片，盐少许，沸汤点服。

乌檀汤　和气宽中，生津液，美饮食。

乌梅半斤，连核秤，先净取肉　甘草半斤，剉　白盐半斤，三味一处炒，盐色黄，取出用　檀香一两，半②见火，剉　干山药二两，剉碎

上为末，每服一钱，沸汤点服。

白檀汤　治冷气停留，胸膈虚满，呕逆痰饮。

檀香一两，剉，不见火　丁香皮三两　白术三两，剉　干姜一两，炮，剉　甘草三两，炙，剉

上为末，每服一钱，入盐，沸汤点服。

檀香清神汤　升阴降阳，温中快气。

檀香一钱，不见火，剉　香附子二两，杵去毛　天台乌药半两，剉，焙　缩砂仁半两，剉，焙　甘草半两，炙，剉

上为末，每服一钱，入盐，汤点服。

小乌沉汤　治气道壅滞，中焦伏寒，呕逆恶心，痰涎不利。

香附子四两，大者，净洗，先于银铫中炒干，以粗布袋去毛。细剉，再入银铫中炒之，以好酒炒极香为度　甘草二两，炙　肉豆蔻三个，用面剂裹煨，去面剉碎，微焙

上为末，每服一钱，入盐，沸汤点服。

润香汤　补中益气，快膈爽神。

檀香一钱，剉碎，不见火　甘草一两，炙，剉　署预③三两，剉，微炒

---

① 去：疑为衍文。
② 半：疑为"不"之误。
③ 署预：薯蓣。

上为末，每服一钱，沸汤点服。

异香汤 治气不升降，中焦停滞，饮食不消，腹胁虚胀。

蓬莪术三两　荆三棱四两　青皮三两　陈皮三分。已上四味用米泔浸三四宿，漉出，再入沸汤中煮烂，细切，微火焙干　益智仁一两，炒　石莲肉二两，去心，微炒　甘草二两，用慢火炙黄，剉

上为末，每服一钱，入盐，沸汤点服。

集香汤 治一切气疾，心腹膨胀，呕逆恶心。

香附子五两，炒，杵去毛　青皮一两，不去白，剉　陈皮一两，不去白，剉　荆三棱一两　蓬莪术一两，二味炮，剉碎　甘草二两，炙，剉　茴香一两，微炒

上为末，每服一钱，入盐，沸汤点服。

煮香汤 治气寒凝涩，中满作呕，脾胃俱虚，饮食不下，腹膈膨胀，气逆喘粗。

沉香一两　檀香半两　木香半两　丁香半两，四味不见火　人参一两，去芦　白茯苓三钱，去皮　槟榔一分　甘草七钱半，炙

上件逐一细剉，用水一大升，银石器内煮，令水尽为度，取出，文武火焙干，捣罗为末。每服半钱，入盐，沸汤点服。

聚香汤 治气弱中寒，呕逆吞酸，心腹刺痛，全不美食。

沉香　木香　丁香　檀香四味①不见火　藿香拣枝、梗净，去土

上件等分，细剉，用水三升，慢火煮，以水尽为度，取出焙干，碾为末。每服一钱，入盐，沸汤点服。

五香汤 和气补五脏，快膈顺三焦。

沉香一两，剉　木香一两，剉　檀香一两，剉　丁香一两，四味不见火　香白芷一两，去苗，剉　甘草一两半　百药煎二两，真者，剉，焙　乌梅二两，去核，剉，焙干

---

① 味：原作"两"，据文义改。

上为末，每服一钱，入盐，沸汤点服。

七香汤 治气痞不匀，心腹刺痛，胸膈胀满。

丁香皮二两，卷筒者，不见火　甘草二两，生，剉　蓬莪术一两，炮，鏪碎　缩砂一两，去皮，剉　益智一两半，连壳剉，炒赤色　甘松一两，生，去土　香附子一两半，炒，去皮毛

上为末，每服二钱，入盐，沸汤点服。

妙香汤 治脾胃不和，口干烦满。

白术二两，剉，焙　山药半两，剉，麸炒　茯苓半两，去皮，剉　甘草半两，炙，剉

上为末，每服一钱，入盐，沸汤点服。

十香汤 降气温中，快脾消积。治饮食过伤，心腹胀痛，呕逆恶心。

木香半两，不见火，剉　丁香皮四两，剉　檀香半两　蓬莪术四两，炮，剉　甘草三两，剉，略炒　缩砂仁三两，剉　青橘皮二两，去白，剉炒　甘松一两，去土，晒　益智仁二两，剉　官桂一两，去皮，不见火，剉

上为末，每服一钱，入盐，沸汤点服。

冷香汤 治脾经有冷，呕逆痰饮，气逆不快，及中暑烦渴，霍乱吐泻。

沉香二钱　檀香二钱　丁香半钱，三味剉，俱不见火　甘草半两，剉，炒　附子一只，炮，去皮、脐秤，七钱　草果七钱，取仁，湿麸裹煨

上为末，每水一碗，抄药一小钱，煎四五沸，滤滓，油纸封瓶，沉井中，旋取随意服。

鸡舌香汤 治冷气停积，心腹胀痛，肠鸣泄泻，嗜卧减食。

茴香一两，微炒　甘草二两，炙，剉　高良姜二两，去芦，河水浸三日，逐日换水，切作片子，以麻油四两，炒微黑色，浪干　盐三两，炒

上同一处再炒令热，急用碗盛，以碗盖，勿令透气，候冷，

碾为末。每服二钱，白汤点服。

袭香汤 快气温中，止呕逆，进饮食。

人参一两，去芦，切片子 丁香一分，不见火，剉 木香半两，剉，怀干 白术一两，剉，焙 肉豆蔻二两半。如无，添白豆蔻半两 甘草一两，剉，焙 白豆蔻二两半，去壳秤，微焙 缩砂仁一两，剉，焙 白茯苓二两，去黑皮，剉

上为末，每服二钱，入盐，沸汤点服。

姜橘木香汤 顺气宽中，治胸膈痞塞，心腹刺痛，两胁胀满，饮食减少，噫气吞酸，呕逆噎闷，一切气疾，并皆治之。

木香七钱半，剉碎，怀干 蓬莪术一两，炮，剉 青橘皮七钱半，去白，剉 甘草二两半，剉，炒 姜黄一两二钱半，剉，焙 麦蘖一两二钱半，去土，炒 盐二两七钱半，炒

上为末，每服一钱，沸汤点服。

参苓木香汤 行①气逐寒。治心腹刺痛，不思饮食。

人参六钱，去芦，切片 木香半两，剉，不见火 檀香六钱，剉，不见火 白茯苓六钱，剉 白豆蔻仁六钱，剉，不见火 干姜六钱，炮，剉 白芷六钱，去苗，剉，炒 甘草六钱 陈皮六钱，去白，剉 神曲六钱，剉，炒 麦蘖六钱，炒

上为末，每服二钱，入盐，沸汤点服。

木香汤 理气调中。

人参一两，去芦，切片 木香一两，剉，怀干 甘草半两，炙，剉
上为末，入脑子少许，每服一钱，用沸汤点服。

丁香汤 温胃化痰，养气快膈。

丁香皮半两，不见火，剉 甘草七钱，炙，剉
上为末，每服一钱，入盐，沸汤点服。

---

① 行：原作"升"，据文义改。

藿香汤 治久积寒冷，心腹鼓胀，呕哕吐逆，气逆不舒。

人参一分，去芦，到　丁香油者，半两，不见火，到　白术半两，到碎　藿香叶一两，拣净去土　粉草一两，炙，到　干姜一分，炮裂，到

上干姜等五味焙干，续入丁香，碾为末。每服一钱，沸汤点服。

参香汤 调脾胃，进饮食，宽胸膈，止呕逆，生津液，逐寒痰。

人参二两，去芦，切片　白茯苓二两，到　白术四两，到，焙　神曲二两，炒　缩砂仁四两，到　麦蘖二两，炒　丁香一分，不见火　木香一分，不见火，到　甘草三两，炙，到

上为末，每服一钱，入盐，沸汤点服。

参苓汤 助胃气，宽膈脘。

人参一两，去芦，切片　干山药三两，到　松子仁五两，去皮膜并黄色者　茯苓二两，去皮，到

上取松子别研，三味杵罗为末，拌匀。每服一钱，沸汤点服。

参术汤 开胃进食。

人参二两，去芦切片　甘草一两半，炙，到　白术二两，切片子，米泔浸一宿，焙干

上为末，每服一钱，入盐，沸汤点服。

参沉汤 治脾不和，停寒留饮，腹痛呕逆，常多泄泻。

人参二两，去芦，切片　沉香半两，到，不见火　木香一分，到碎，怀干　茯苓二两，去黑皮，到　白术二两，到，焙　肉豆蔻三个，面裹煨　百合一两，到　甘草一两，到，炒　黄芪一两，细到，面拌炒少时，却筛去面

上为末，每服一钱，入盐，沸汤点服。

人参豆蔻汤 治本虚气弱，中满膨闷，不思饮食，倦怠乏力。

人参一两，去芦，切片　绵黄芪三分，蜜水涂炙　白豆蔻半两　缩

砂仁一两，二味连皮微炒，去皮不用　山药二两，剉　白术一两，生　甘草一两，炙，剉　川姜四钱，炮，剉

上为末，每服二钱，入盐，沸汤点服。

丁香豆蔻汤　治一切冷气，心腹痞滞，胁肋胀满，脐腹疞刺，翻胃吐逆，不进饮食，胸胁疼痛，脏腑虚滑，水谷不消，气力虚羸。

肉豆蔻六两四钱，面裹煨熟，去面，剉用　丁香枝杖五两六钱，不见火　甘草五两三钱，剉，炒　白面四两八钱，炒　盐指①两四钱，炒

上为末，每服一钱，沸汤点服。

思贤二蔻汤　治脾胃虚弱，不思饮食，吐逆嘈烦，心腹刺痛。

草豆蔻仁四两，剉　肉豆蔻四枚，剉碎　干木瓜一两半，剉　甘草二两，炙，剉　生姜和皮半斤，切作片子

上和匀，入银石瓷器内，水深过药三指，慢火熬，令水尽为度，取出焙干，杵为末。每服一钱，沸汤点服。夏月煎作冷汤饮服，极妙。

翰林豆蔻汤　快中脘，清痰饮，温脾胃，除寒热，进饮食。

神曲半两，剉，炒　麦蘖半两，炒　杏仁半两，汤浸去皮、尖，研　甘草一两，炙，剉　草豆蔻一两，去皮，炒　干姜一两，炮，剉

上为末，每服一钱，入盐，沸汤点服。

肉豆蔻汤　治胸膈痞闷，噎塞不快，及脾胃有伤。

肉豆蔻一两，面剂裹，煨香去面，剉　草果子一两，去皮，剉　石菖蒲一两，剉　干木瓜一两，剉　高良姜一两，剉，油制　干姜一两，炮，剉　甘草一两半，剉，炒　厚朴一两，去皮，姜汁涂炙，剉，焙干用

上为末，每服一钱，入盐，沸汤点服。

白豆蔻汤　快气温中，止呕逆，进饮食。

---

① 指：疑有错讹。

白豆蔻八钱，去皮，剉　白面六钱，炒黄　桂七①，去皮，不见火，剉　甘草一两，炙，剉　盐半两，炒

上为末，每服一钱，沸汤点服。

草豆蔻汤　治脾胃虚弱，不思饮食，吐逆满闷，胸膈不利，心腹刺痛。

草豆蔻八两，去皮，剉　干姜一斤，和皮切片子　甘草四两，剉

上三味匀和，入银器内，用水过药三指许，慢火熬，令水尽，取出，焙干为末。每服一钱，入盐，沸汤点服。夏月煎作冷汤饮，亦妙。

青枣汤　治脾胃不和，干呕恶心，腹胁胀满，不美饮食。

北枣一两六钱，净洗去核，焙　甘草三钱，炙，剉　生姜五钱，净洗，切片子

上三味拌匀，用盆器盛贮，以布盖罨一宿，焙干，捣为末。每服一钱，入盐，用沸汤点服。

枣朴汤　治脾胃宿寒，呕哕痰饮，或中酒恶心，头运腹痛。

厚朴四两，去皮　生姜四两　甘草四两　大枣四两

上捣烂，略焙，入平底铫，慢火炒紫色，为末。每服一钱，入盐，沸汤点服。

厚朴汤　治脾胃虚冷，腹痛泄泻，胸膈痞闷，胁肋胀满，呕逆恶心，不思饮食。

厚朴四两，用生姜四钱制一宿，焙干　舶上丁皮一两六钱，剉，微焙　丁香枝杖六钱，剉碎，不见火　甘草八两四钱，剉，炒　枣四合，去核，焙干　盐一十二两，炒

上为末，每服一钱，沸汤点服。

术朴汤　健脾暖胃，快气止呕。

---

① 七：此下疑脱"钱"字。

白术一两，剉，炒　甘草一两，炙，剉　厚朴二两，去皮，姜汁擦，炙过七遍秤　麦蘖一两，炒　橘皮一两，去白

上为末，每服一钱，入盐，沸汤点服。

草果汤　健脾快膈，去寒热，逐痰饮。

草果仁四两　甘草二两　生姜五两

上细剉，用水浸，文武火熬，以干为度，取出，焙碾为末。每服一钱，入盐，沸汤点服。

缩砂汤　温中利膈，消食快气。

缩砂仁一两，剉　藿香叶一两，去土，晒　丁香皮一两，不见火，剉　甘草一两，炙，剉　橘皮一两，去核　香附子一两，杵去毛　麦蘖半两，炒

上为末，每服二钱，入盐，沸汤点服。

乌药汤　治一切冷气，呕哕腹疼。

沉香二钱，剉，怀干　天台乌药二两，剉，去心

上为末，每服一钱，入盐，沸汤点服。

白芍药汤　启导中焦，平和正气。治呕哕痰饮，腹胁胀痛。

香附子五两，炒，杵去毛　白芍药二两，剉，炒　甘草一两半，炙，剉

上为末，每服一钱，入盐，沸汤点服。

枳实汤　治中满气虚，寒邪进袭，腰背俱痛，口苦舌干涩。

枳壳三两，磨姜水浸一夜，去穰，薄切晒干，二两　益智子一两，微炒　甘草一两，炙，剉

上为末，每服半钱，入盐，沸汤点服。

益智汤　治一切冷气，呕哕恶心，脐腹刺痛，胁肋胀满，胸膈痞闷，饮食减少。

益智仁一两八钱，略炒　甘草六两，剉，炒　蓬莪术半两，煨，乘热剉　干姜七钱半，炮，剉　荆三棱六钱，煨，乘热剉碎　青橘皮三钱，

去白　陈橘皮三钱，去白，各剉　盐六两六钱

上为末，每服一钱，沸汤点服。

蓬莪术汤　前脱漏。

荆三棱一两，炮，剉　蓬莪一两，炮，剉　益智四两，去皮剉，略炒　甘草一两，炙，剉

荆三棱汤　快气宽中，消积进食。

荆三棱二两，炮，乘热剉　陈皮一两，去白　青皮二两，去白　缩砂二两，去皮　甘草二两，剉，炒

上为末，每服一钱，入盐，沸汤点服。

丹砂汤　温脾暖胃，快中焦，进食饮。

朱砂二钱，别研，临后入　干山药三两，剉　缩砂六两，先连皮炒令黄，却去皮取仁，剉用　甘草四两，剉，炒　盐三两，炒

上为末，每服二钱，沸汤点服。

辰砂汤　安神宁志，消痰清气。

辰砂八钱，研细水飞　硼砂三钱，别研　脑子一字，别研　麝香一字，合研　甘草一两，炙，剉　山药三两，剉

上为末，每服一钱，入盐，沸汤点服。

青精汤　治神浊气怯，心悸多惊，膈间痰实，头目不清。

青精草叶干者七两　甘草一两，炙，剉

上为末，每服一钱，入盐，沸汤点服。

高良姜汤　治心痛，及冷气攻冲，胸膈痰滞，腹胁虚胀。

高良姜五两，剉碎，用油炒过，存性　丁香皮一两，晒干，剉碎　拣甘草一两，炙，剉

上为末，每服一钱，入盐，沸汤点服。

百药煎汤　降气生津液，止渴润咽喉。

川百药煎一两半，剉，焙　甘草一两，炙，剉　檀香末，半两　紫苏叶一两，晒干　鸡苏叶一两半，晒干

上为末，每服半钱，沸汤点服。

五味子汤　温中焦，治胸膈痞满，心腹刺痛，呕逆恶心，不思饮食。

五味子三两五钱七分，拣去枝梗，到　高良姜六两，到，油炒　陈橘皮六钱，去白　茴香六钱，略炒　甘草七两，到，炒　盐八两，炒

上为末，每服二钱，沸汤点服。

香附子汤　治胸膈满闷，气痞、气塞、气刺、气噎。

香附子四两，炒令黄香，去毛　甘草一两，炙，到　檀香一两，到，不见火

上为末，每服一钱，入姜、盐，沸汤点服。

黍粘子汤　治风壅，凉咽膈，清头目，消痰实。

黍黏子六两，拣净，炒，秤　龙脑半钱，别研入　荆芥穗四两，晒，勿见火　甘草二两，到，炒赤色　瓜蒌根二两　桔梗二两，到，炒　干鸡苏子二两半，去尘　紫苏子二两，炒过

上为末，每服一钱，食后沸汤点服。春冬间，每临睡，无问老少男女，各啜一服，殊觉轻快，无风壅、痰实、疮疹之患。

甘露汤　化气，补益心肺。

檀香二两，到，不见火　陈皮一斤，去白，焙干　甘草二两，到，炒

上为末，每服一钱，入盐，沸汤点服。

嘉禾汤　治正气怯弱，脾胃不和，快利膈脘，引导宿滞。

荆三棱一两，炮，切作片子　缩砂仁一两，到　草果三个，去皮，到碎　甘草三两，盐汤浸炙　粟米半斤，择净了，微炒，不可淘　盐五两，烧　生姜一斤四两，不去皮，切片作片子，焙干

上为末，每服一钱，沸汤点服。

秀岐汤　治气弱脾虚，不思饮食。

肉豆蔻一两，面剂裹，慢火煨令香，去面，到　大麦半升，杵去壳　小麦半升　甘草一两，炙，到　盐四两，炒

上先将二麦拣净，淘洗晒干，各炒令香、黄色入药，药木臼内捣令匀，取出焙干，碾为末。每服二钱，沸汤点服。

金粟汤 治冷伤脾经，胃气宿寒，腹痛肠鸣，胸膈胀满，及中酒呕哕，常多痰饮。

粟米一升，淘洗净，研细　生姜七两，捣碎　草果一两，用湿纸包，炮过，去皮切碎　缩砂一两，去皮剉碎　甘草一两半，剉，炒

上先将粟米与生姜拌和，罨一宿，薄作饼子，晒或焙干，然后四味一处碾为细末，后入炒盐四两拌，入盐更在临时看滋味加减。每服一钱，沸汤点服。

金露汤 润肺化痰饮，止嗽利膈脘。

杏仁四两，浸去皮、尖，拍破　甘草二两，剉碎　生姜十两，洗去土，细切　青盐二两，同一处罨一宿，取出慢火焙干，拣出杏仁别研，余为末，却同杏仁合和细研，更入人参末一两。如无青盐，以白盐花代之

上每服一钱，沸汤点服。

一字汤 温中焦，消宿冷。

肉豆蔻四个，剉，焙　甘草一两半，炙，剉　胡椒二百粒　盐半两，炒

上为末，每服一钱，沸汤点服。

二宜汤 逐饮消痰，快中止呕。

生姜三斤半，连皮切　甘草二两，每一寸剉断，不须横纹者，恐太甜。用水二升，煮三五沸，次下生油一两，不得搅动，煮候水干，便就銚内炒，候透里紫色，勿令焦

上为末，每服一钱，入盐，沸汤点服。

三和汤 治肺感风，令①咳嗽胸满，痰实短气。

五味子五两，拣净，剉开微炒　甘草一两，炙，剉　白檀一两，剉

---

① 令：疑为"冷"之误，连上读。

碎，晒干

上为末，每服一钱，沸汤点服。

三倍汤 快膈消痰，进食解酲。

草果仁二两，剉 甘草四两，盐水炙，剉 生姜八两，切作片子
盐四两

上四味和匀，罨一宿，次日取出，焙干为末。每服二钱，沸
汤点服。

四奇汤 快脾胃，消酒毒，去痰饮，定呕吐。

草果子四两，去皮 生姜三两 陈皮二两，去白 甘草一两

上一处捣碎，罨一宿，焙干，碾为末。每服一钱，入盐，沸
汤点服。

四瑞汤 开胃进食，止呕定泻。

白术四两，剉碎，麸炒微黄 人参三两，去芦，切片 山药一两半，
剉，焙 甘草一两，炙，剉

上为末，每服二钱，入盐，沸汤点服。

四君子汤 治脾胃不和，呕逆恶心，腹痛泄利，不思饮食。

人参一两，去芦，切片 白术一两，剉，焙 甘草一两，炙，剉
茯苓一两，白者，去皮

上为末，每服二钱，入盐，沸汤点服。

二三君子汤 补虚壮气，调中进食。

人参一两，去芦，切片 茯苓一两，去黑皮，剉碎 白术一两，剉
碎，微焙 甘草一两，炙，剉 黄芪一两，剉碎，用蜜汤酒拌匀，先炒后
焙 山药一两，剉

上为末，每服二钱，沸汤点服。

六君子汤 调胃进饮食，疗腹痛，止泄泻。

人参一两，去芦，切片 白茯苓一两，剉，焙 甘草半两，炙，剉
黄芪一两，剉碎 白扁豆半分，蒸熟焙干 藿香叶半分，拣净去土

上为末，每服一钱，入盐，沸汤点服。

六神汤　和脾胃，消积滞，快膈化痰，宽痞进食，亦止心腹卒暴痛者。

益智仁一两，剉　甘草一两，炙，剉　青皮半两，去穰剉，焙干陈皮二钱半，去穰，焙干　荆三棱二两　蓬莪术二两，二味先洗过，水五升，煮干日①取出，切作片子，焙干

上为末，每服二钱，入盐，沸汤点服。

七宝汤　消宿食，逐留饮，下气宽中。

神曲一两，剉，炒　麦糵一两，微炒　甘草半两，剉，炒　干姜半两，炮，剉　草果半两，去皮，剉　槟榔半两，剉　杏仁三钱，汤泡去皮、尖，炒，别研成膏，将前药末碾

上为末，每服二钱，入盐，沸汤点服。

八仙汤　温中降气，逐冷消饮。又疗②脾胃虚寒，腹痛泄泻。

沉香一两　檀香一两　丁香二钱，三味剉，不见火　生脑子一字，别研入　人参半两，去芦，切片　白豆蔻一分，去皮，不见火　肉豆蔻两个，面剂裹煨香，剉　甘草半两，炙，剉

上为末，每服半钱，沸汤点服。

九日汤　清膈明目，凉头去风。

人参一两，去芦，切片　甘菊花一两，拣净　松子二两，别研细以多甘草一两，炙，剉

上为末，以瓷瓶收之。每服一钱，用沸汤点服。

十全汤　温脾胃，宽膈，进饮食，调气。

人参一两，去芦，切片　白术一两，剉，焙　茯苓一两，去皮剉，焙甘草一两，炙，剉　青皮一两，剉，去穰　陈皮一两，剉，去白　官桂一

---

①　日：疑为衍文。
②　疗：原作"瘵"，据文义改。

两，去皮，不见火　川芎一两，洗，剉　黄芪一两，剉，焙　白豆蔻一两，剉，焙

　　上为末，每服一钱，沸汤点服①。

---

①　点服：此后脱卷中、卷下。

跋①

　　案宋《艺文志》：朱端章《卫生家宝方》六卷，又《卫生家宝产科方》八卷、《卫生家宝小儿方》二卷、《卫生家宝汤方》三卷。今此本全阙第一、第六二卷及汤方二卷，无妇人、小儿二科，存者仅五卷，旧钉为十二册，乃延享中望鹿门先生校《和剂局方》时从秘府而借钞者也。此书世鲜流传，李濒湖修《纲目》，搜罗会粹殆尽矣，而以琼玉膏为出于《臞仙》，殊不知此书已具其方。盖濒湖之博，犹所不觏，实罕世之秘笈，为古方书学者不可不珍惜也。前年借抄先生门人向氏本，自秋及冬始成。呜呼！断锦残玑，无补完之日乎？书以徯②焉。

---

① 跋：此标题底本无，今补。
② 徯（xī 西）：期待。

校注后记

　　《卫生家宝方》，又称《卫生家宝》，南宋朱端章辑。是书首置药件修制总目，记载 300 余种药物的炮制方法；后按内、外、五官、妇、儿各科病证，分治诸风瘫痪、治诸风疾、治大风疾、治诸痫风、治诸头风、治一切心疾、治诸气疾等，凡六卷 43 门 880 余方；末附汤方三卷（现仅存卷上）。该书选方或为朱氏自己所用之经验方，或为诸家效验之剂，总以简便廉验为要，对于临床用方及宋代医药学发展和成就的研究都具有很高的参考价值。

一、作者生平

　　朱端章，南宋医家，字号及生卒年代不详，福建长乐人，"淳熙年间知南康军"（《南康府志》）。据《稀见地方志提要》记载："南康之有建制，始于南唐杨吴以庐山南设星子镇，属德化。宋太平兴国三年升星子镇为县，属江州。七年置南康军，以星子为附郭县，又割江州之都昌、洪州之建昌隶之。而南康之有郡志，自宋淳熙间朱端章撰《南康志》始，元志则无考。"朱氏在南康军主政期间，宽以爱民，廉以律己，为官清廉，并非常重视教育和卫生事业。前任郡守朱熹曾奏请朝廷重修白鹿洞书院，修成后朱熹任满离职，朱端章继其事业，"拨设官田七百余亩于洞学，以赡四方之来者"。朱氏又是一位名医，常于公务之余，广读医书，搜罗验方，坐堂行医，不仅医术精湛，而且医德高尚。尝谓："民之疾疠，则疾苦之大者，吾可勿问乎？"遇有疫疠流行，常深入疫区，"辨四时寒暑燥湿之气，处方治药，家访庐给，旦旦以之，全治者众矣"。（《卫生家宝·序》）朱氏喜好方书，将其家传秘方及手录单验方交付僚属徐安国增补，辑成《卫生家宝方》，于淳熙十一年

（1184）刊行。又因见当时产科专书较少，遂将所藏医书中有关产科的内容辑成《卫生家宝产科方》。此外，还辑有《卫生家宝汤方》《卫生小儿方》等，形成了内、外、妇、儿系列方书。

二、著作及影响

《宋史·艺文志》著录朱端章之医书计 4 种，即《卫生家宝方》六卷、《卫生家宝产科方》八卷、《卫生家宝小儿方》二卷、《卫生家宝汤方》三卷。

《卫生家宝方》载方多出宫廷，或为家传秘方，用药考究，炮制精详，组方缜密。是书刊行后，流行国内，并远播日本等国，影响深远，后世医籍亦多有引用，如南宋《济生方》、明代《永乐大典》《普济方》《本草纲目》及日人丹波元简所辑《皇汉医学丛书·救急选方》《观聚方要补》等，足见其流传之广。丹波元简曾称是书"实罕世之秘笈，为古方书学者不可不珍惜也"。

《卫生家宝产科方》即《卫生家宝产科备要》，简称《产科备要》，系朱氏在所藏诸家产科经验方的基础上，广搜博采，并结合自己的临证心得编成。是书为当时产科著作之集大成者，前世如《千金方》《外台秘要》《圣济总录》等医著中有关产科的内容多有引用收录。

《卫生家宝汤方》是以内科为主，兼及外科、五官科及保健养生等类的方书，分 34 门，凡 758 方。原刊本早已亡佚，后世无由窥其貌。日本有传抄本（缺卷中、卷下），2006 年中医古籍出版社已据之影印出版。

此外，朱氏曾"纂辑郡志"，著有《南康记》八卷，《庐山拾遗》二十卷。

三、版本流传考证

《卫生家宝方》原刊刻本已亡佚，故"此书世鲜流传"。目前仅存日本抄本残卷，"乃延享中望鹿门先生校《和剂局方》时从秘府而借钞者也"，系日本汉方医家丹波元简"借抄先生门人向氏本"而成。目前我国也仅存日抄残本（缺卷一和卷六），中国科学技术出版社据此于1994年出版影印本，缩微文献中心2001年发行缩微胶卷，现藏于中国国家图书馆。

四、辑佚补缺

《卫生家宝方》目前仅存抄本残卷，缺卷一、卷六。此次整理，依据日本抄本目录，将明代《普济方》及《永乐大典》中标明源自《卫生家宝方》者补入，并出校记说明。卷一据《普济方》补入方剂58首；卷六据《普济方》补入方剂27首，据《永乐大典》补入方剂23首。其余残缺部分未能在医籍中检及补佚者，按底本目录姑存方名。

方名索引

六　画

总 书 目

I

本　草

方　书

卫生编

袖珍方

仁术便览

古方汇精

圣济总录

众妙仙方

李氏医鉴

医方丛话

医方约说

医方便览

乾坤生意

悬袖便方

救急易方

程氏释方

集古良方

摄生总论

辨症良方

活人心法（朱权）

卫生家宝方

寿世简便集

医方大成论

医方考绳愆

鸡峰普济方

饲鹤亭集方

临症经验方

思济堂方书

济世碎金方

揣摩有得集

亟斋急应奇方

乾坤生意秘韫

简易普济良方

内外验方秘传

名方类证医书大全

新编南北经验医方大成

临证综合

医级

医悟

丹台玉案

玉机辨症

古今医诗

本草权度

弄丸心法

医林绳墨

医学碎金

医学粹精

医宗备要

医宗宝镜

医宗撮精

医经小学

医垒元戎

医家四要

证治要义

松厓医径

扁鹊心书

素仙简要

慎斋遗书

折肱漫录

丹溪心法附余